TODA LA VIDA ES HOY

GRELA BRAVO

TODA LA VIDA ES HOY

Logra tu bienestar integral con la teoría de los cinco tiempos

Grijalbo

Papel certificado por el Forest Stewardship Council®

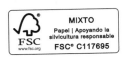

Penguin
Random House
Grupo Editorial

Primera edición: septiembre de 2024

© 2024, Graciela Bravo García
© 2024, Penguin Random House Grupo Editorial, S. A. U.
Travessera de Gràcia, 47-49. 08021 Barcelona

Printed in Spain – Impreso en España

ISBN: 978-84-253-6781-6
Depósito legal: B-11.358-2024

Impreso en Huertas Industrias Gráficas, S. A.
Fuenlabrada (Madrid)

GR67816

A Mileva Marić, por su incuestionable tiempo y valor.
A mi padre, por legarme la insaciable inquietud por conocer.
Y a mi hijo, por enseñarme —ahora sí— la relatividad del tiempo

ÍNDICE

El peor de los totalitarismos es la imposición de un tiempo ajeno al de nuestra propia vida.

MARÍA ZAMBRANO

PRÓLOGO

No hace mucho tiempo, viajando en tren, me puse a conversar con mi vecino de asiento. Era un antropólogo y lingüista brasileño, con pinta de Indiana Jones, que iba a Madrid a dar una conferencia. Como me hice psicólogo porque me gusta enterarme de la vida de las personas, le pregunté sobre qué versaba su charla. Me contó que venía a hablar de los pirahã, una tribu que vive cerca del río Maici, un afluente del Amazonas. Pues bien, resulta que esa gente tiene un idioma más raro que un perro verde, y mi compañero de viaje, que había pasado temporadas con ellos para aprender sus costumbres, me dio a entender que los pirahã están tan lejos de nosotros que nos llaman «cabezas torcidas», siendo ellos los «cabezas rectas».

Como Dios manda.

Me explicó también que en su lengua no había números ni pronombres ni tiempos verbales. Que tienen un puñado de palabras y que se entienden igualmente con silbidos y gestos.

Pero estoy divagando... Igual hablar de esta tribu no tiene ningún sentido, déjame que te cuente que me sentí anonadado ante la perspectiva de pensar cómo debe de ser un lenguaje «sin tiempo». Me quedé hecho un lío, con mi cerebro centrifugando en una lavadora desbaratada, tratando de encontrar una experiencia subjetiva que cuadrara con eso.

Nada. No pude imaginarlo.

Siempre he sentido el tiempo fluyendo dentro de mí. A veces, me traspasa como un rayo; otras, discurre más lento, como una melodía de Cole Porter. También he tenido momentos de suspensión del tiempo, como si viviera a cámara lenta y pasaran horas en un segundo. En ocasiones para bien, como cuando boxeaba o cuando he tenido un orgasmo, en otras para mal, como cuando estás en el lado equivocado de la puerta de un lavabo.

Si pudiéramos usar el tiempo a nuestro favor para lograr salud emocional y física, para mejorar nuestra presencia en el mundo y nuestra relación con los demás, pareceríamos semidioses griegos como los que salen en las películas de Disney.

Lo que me ocurre a mí es que el tiempo me suele atropellar. Tal vez soy un desastre queriendo hacer demasiadas cosas, y eso me lleva a vivir como si mi cronología estuviera dirigida por un creador de música electrónica atiborrado de anfetaminas.

Toda la vida es hoy me hacía falta.

Este libro que tienes en las manos te conviene tanto como le conviene a un pirahã. Entre las dimensiones que su autora, Grela Bravo, psicóloga y autora con un trayecto vital tan rico como el París-Dakar, establece, encontrarás las claves para que el tiempo, por fin, fluya a tu favor.

Toda la vida es hoy es un fabuloso ensayo sobre el uso de las diferentes dimensiones del tiempo abordado desde una perspectiva sorprendente y juiciosa. Mientras leía los diferentes capítulos, oscilaba entre el «¡Ajá!» y el «Esto no se me habría ocurrido ni de coña». Como ya estoy hasta el toto de libros de pacotilla, en los que parece que la persona que los lee es idiota, Grela, por fin, trata al lector como a un adulto al que se le pueden contar las cosas *comme il faut*.

En un mundo como el actual donde la psicología quiere presentarse como un oráculo científico e infalible, Grela nos guía desde los cimientos de diferentes disciplinas humanísticas, como la filosofía y la sociología, a los que también suma la visión de la medicina.

Y sale del reto como lo haría la mejor.

No soy un experto en prólogos, pero si es verdad que un libro te recomienda a una persona, aquí tienes el ejemplo. Para mí, conversar con la autora ha enriquecido mi manera de percibir el tiempo y la vida.

Grela Bravo nos va a proponer un encuentro entre cinco dimensiones, y ya me imagino de pie, en medio de la Puerta del Sol, un día primaveral, dejando que esas dimensiones me encuentren.

Así podré experimentar que toda la vida es hoy y sentiré la eternidad de un instante.

VICTOR AMAT
Barcelona, 12 de mayo de 2024

INTRODUCCIÓN

No hay nada que valga más que nuestro tiempo
—excepto compartirlo—.

Una de esas grandes paradojas de la vida es tomar conciencia del valor del tiempo según pasa. Y a pesar de nuestra instrucción para disponernos en una relación lineal respecto a éste, son muchas las ocasiones en las que nuestra percepción es tan subjetiva como elástica. Todos hemos sentido alguna vez que en lo bueno el tiempo parece volar y en lo malo se enlentece.

Por otra parte, nuestra perspectiva también se va alterando con la edad. No es lo mismo un año para un niño, para un adulto o para un anciano. Cuando en realidad lo es. Pero no nos lo parece. Y tampoco es lo mismo un día de dolor, un día de estudio, un día de viaje, un día de parto, un día de sueño o un día de fiesta.

En la cultura occidental parecemos programados para sentirnos eternos y en los sistemas capitalistas y neoliberales para ser eternamente productivos. A partir de esas dos grandes e insostenibles falacias se suceden no pocas decepciones... En una sociedad diseñada para consumir mucho y rápido, el tiempo libre se convierte en ese gran sinsentido si no lo llenamos de cosas.

Sin embargo, con el tiempo —cómo no— he aprendido que no hay mayor manera de ganar tiempo que «no haciendo nada», viviéndolo sin miedo a sentir perderlo. Ése sí es tiempo ganado; porque se vuelve más nuestro. Y con el tiempo —también— he entendido que mi mayor propiedad y mi mayor libertad son mi tiempo. Por eso valoro decidir cómo, cuándo y con quién lo gano o lo pierdo, y entonces gano siempre. Valoro a quien decide compartirlo y también a quien valora el mío. Valoro el que doy y el que recibo. Y eso me ha hecho apreciar cada instante como un pequeño infinito. Y con el paso del tiempo el pulso se relaja... y la vida parece que se dilata.

Ni más, ni menos.

Ya lo decía Juan Ramón Jiménez: «Cada día, cada hora / una vida entera. / Un día no es un día de la vida, sino una vida».

Es curioso, tal vez el propio paso del tiempo te va dando la perspectiva de esa certeza. Ahora bien —y a pesar de mi propensa nostalgia—, yo siempre me he ubicado bastante en el presente, siempre he sido una reivindicadora del instante, de la ocasión, de este momento, de este lugar. Y no lo digo desde la fastidiosa visión *happy* del aquí y ahora, sino desde el permiso, desde vivir cada cosa, cada momento, con plena consciencia de lo que eres, de dónde estás en ese mientras.

También desde la humildad, de plantarle cara al ego, ese que nos hace creernos casi omnipresentes y omnipotentes: que si siempre habrá tiempo; que sí, que ya lo haremos; que sí, que ya iremos; que sí..., que otro día; ya habrá tiempo; en otro momento; total, si tengo toda la vida por delante. Esa arrogante idea de infinitud, de poder disponer de nuestro cuerpo y voluntad, siempre joven, siempre capaz, planea sobre nosotros casi hasta el final de nuestra vida.

Sin embargo, la contradicción de esa enfermiza —ya— obsesión por que todo sea una carrera de ir a más, de avanzar, de llegar pronto y más lejos, de no se sabe dónde ni para qué, pero más. Producir, hacer, acumular, correr, apropiarse, competir, demostrar..., más, más y más.

A mí la vida me ha dado un vuelco varias veces (seguro que a ti que lees esto también, y si no, te lo dará). A veces pega una frenada en seco que te expulsa del escenario, incluso cuando creías llevar puesto el cinturón de seguridad. Otras, no sabes cómo, te ves dando vueltas de campana, y el mundo —todo tu mundo— queda del revés. La vida de repente te golpea, advierte y demuestra. Es su manera de recordarnos. «Te lo dije», y nos abofetea.

Tomar conciencia de que lo único cierto es **ahora**. Va a serlo siempre, para bien y para mal. Por eso, posponer la decisión de romperse, de dolerse, de caerse no es sabio ni sensato. ¿Acaso hay algo, alguien, que nos asegure, que nos garantice que otro momento será el adecuado?

TODA TU VIDA ES HOY.
NO HAY MÁS.
NO TE DEMORES EN VIVIRLA.

Sobre nuestra percepción y disposición en el tiempo he escrito muchas veces, pero nunca como me dispongo a hacerlo en este libro. Ahora mi voluntad es ofrecer elementos de reflexión y herramientas críticas que, desde muy distintas perspectivas y disciplinas (como la antropología, la filosofía, la psicología o la física, mi propio estudio y observación en mi trabajo con pacientes), han contribuido a tejer paulatinamente la que he bautizado como la «teoría de los cinco tiempos», que iré desarrollando a lo largo de los capítulos teniendo siempre en cuenta su aplicación en la vida real.

Así pues, ¿qué encontrarás en este libro y cómo leerlo?

El libro está estructurado en tres bloques o partes. En la primera, pongo en contexto los conceptos principales sobre los que se vertebra la teoría de los cinco tiempos: el tiempo, la felicidad y la salud mental, esto es, un breve y necesario repaso a lo largo de la historia de las principales teorías y definiciones de estas ideas desde la perspectiva de distintas disciplinas, así como la posible relación entre las tres nociones de estudio.

Quizá el primer capítulo no cumpla la misión que se les encomienda a las primeras páginas de un buen libro, esto es, enganchar al lector, pero no te asustes ni te abrumes por la complejidad del tema. Todo es cuestión de paciencia y tiempo ;)

También te dejo la puerta abierta para que sigas leyendo e indagando sobre temas, autores y estudios que se mencionan, y en los que sería imposible profundizar aquí.

En la segunda parte abordo a lo largo de cinco capítulos en qué consiste la teoría de los cinco tiempos. Entenderás el porqué de la introducción contextual y teórica, ya que ahondaré en mis propias ideas y conclusiones, basadas en mi formación y bagaje, y muy especialmente en la experiencia con pacientes.

En la tercera parte final tiendo ese puente —nunca definitivo— entre la aplicación terapéutica y el lector, trasladando lo ya explicado a la cotidianidad y sacando a la luz su implicación emocional efectiva.

Antes de que empieces la lectura, quiero aclarar también que me he tomado alguna licencia al utilizar formas de lenguaje o expresiones que pertenecen al ámbito de la ciencia, aun sabiendo que la mía no es una teoría en términos estrictamente científicos. Asimismo, quiero puntualizar que no pretendo escribir un libro de autoayuda, puesto que, a pesar de estar dirigido a un lector particular y de estar fundamentado en buena medida en la experiencia a partir de la terapia individual, creo profundamente en la participación y en la implicación, y en soluciones estructurales y sociales para con la salud mental y el bienestar de sus miembros. De modo que tú y yo somos parte fundamental de ese complejo conglomerado, y tenemos mucho que decir y hacer, pero, sin duda, nunca podremos hacerlo solos ni hacerlo todo.

A mis pacientes les suelo decir que mi labor es la de sostenerles el espejo. Digamos que en este libro la idea es que asomen algo más que nuestros rasgos... y podamos así identificarlos y re-conocernos.

CONTEXTO
Y
CONCEPTOS

¿QUÉ ES EL TIEMPO?

El hombre es el único animal que conoce el tiempo y el único que sufre por él.

FRIEDRICH NIETZSCHE

Dicen de mis últimos libros que hay en ellos una marcada presencia del tiempo entre los temas que me ocupan y preocupan.

Supongo que la propia certeza de enfrentarse a él —si acaso tomar conciencia de su inexorable paso y peso tuviera algo de afrenta— nos dispone frente a esa tesitura con más claridad cada vez, para bien o para mal. Aunque me sigo resistiendo a caer en esa dicotomía, porque la vida no va de blancos y negros, y mucho menos en cuestión de discurrir en gerundio por esa extraña línea del tiempo.

El tiempo es relativo. Vaya si lo es.

Por más que nos empeñemos concienzuda y temerosamente en ordenarlo en cubículos de espacio, actividades, normas, tareas, leyes, prohibiciones, deseos, permisos, licencias, celebraciones, ritos, descansos, sumarios, índices, visados, autorizaciones, derechos y deberes. Todo debidamente contado, ordenadito, calculado y anticipado.

Pero es una falacia. Una trampa, una mentira orquestada y compartida, una farsa cómplice convenida, una simple red de supervivencia inventada para no dejarnos caer en el abismo del caos emocional que supondría sabernos suspendidos en la indeterminación de lo imprevisto, en el descontrol de aquello que nos desgobierna a su libre albedrío.

Un limbo sin más lógica que el pequeño gran azar en el que todo encaja sin nuestra intervención ni razón; contra el que nos revelamos y nos rebelamos, creando dioses o fórmulas muertos de miedo.

El tiempo. Qué es. Qué sé yo. Qué narices sabemos.

No hay libro ni ciencia ni dios que responda todavía esta pregunta... No llevo relojes, para qué. Sigo leyendo, buscando, estudiando. Este libro es fruto de esa indagación y tal vez pasear por algunos conceptos y hallazgos nos ayude a contextualizar un poco mejor el uso que hacemos del tiempo. Así que acudamos a aquellos que tanto se esforzaron por entenderlo para fijar algunas nociones mínimas.

Tratar de entender el tiempo es adentrarse en un laberinto apasionante que atraviesa las esferas de la física, la filosofía y la psicología, entre otras ramas. Desde el goteo constante de los segundos en nuestros relojes hasta las profundas reflexiones sobre su naturaleza y forma, el tiempo se extiende como un tapiz invisible por los tejidos de nuestra existencia.

La percepción y la comprensión del tiempo ha variado enormemente a lo largo de la historia. De las concepciones cíclicas de civilizaciones antiguas a la noción lineal que prevalece en la actualidad, se ha producido un cambio significativo en la forma en que la humanidad entiende el concepto del tiempo. Podríamos decir que la idea contemporánea del tiempo ha ido modificándose por una combinación de filosofía, ciencia y avances tecnológicos.

Una cosa es cierta: **el tiempo es un concepto fundamental que nos ayuda a entender el orden y la secuencia de eventos en nuestro universo**. Se trata de la medida de cambio y duración, una dimensión en la que todo sucede, desde el movimiento de los planetas hasta el latido de nuestro corazón. Aunque lo percibimos linealmente, el tiempo es mucho más complejo.

En la física actual, y según la teoría de la relatividad de Einstein, se entiende como la cuarta dimensión, entrelazada con el espacio en lo que se conoce como espacio-tiempo (un concepto que le he tomado prestado a Albert y que recuperaré más adelante en los próximos capítulos).

Nuestro entendimiento e interpretación del tiempo se ha desarrollado a lo largo de los siglos, desde las primeras observaciones astronómicas hasta las teorías contemporáneas que exploran su misterio. El tiempo sigue siendo uno de los enigmas más fascinantes y en constante estudio por la ciencia y la filosofía. Desde un punto de vista físico, el tiempo es algo que nos permite medir cuándo ocurren las cosas y cuánto dura cada suceso.

Para la filosofía, el tiempo ha sido motivo de reflexión profunda, ¿existe sólo en nuestra mente o es una entidad independiente? Múltiples culturas y sociedades lo han interpretado de diferentes maneras; algunas lo ven como algo circular, donde todo se repite, mientras que otras lo perciben como lineal, con un inicio y un fin determinados.

Desde la antropología, el tiempo influye en nuestras vidas diarias, nos ayuda a organizar eventos, rituales y festividades, y afecta la manera en que entendemos el pasado, vivimos el presente y planeamos el futuro. Así que, el tiempo es mucho más que segundos y minutos, **es una pieza clave en cómo vemos y experimentamos el mundo.**

Desglosemos algunas de las ramas que han aportado concepciones interesantes sobre lo que es el tiempo, y que van a ayudarnos a entenderlo desde una perspectiva menos constreñida.

EN EL MARCO DE LA FILOSOFÍA, el tiempo es un enigma que ha intrigado a pensadores durante siglos.[1] ¿Es el tiempo una ilusión o una realidad fundamental? Filósofos de todas las épocas como Aristóteles, Kant o Bergson han debatido sobre su naturaleza. Algunos argumentan que el tiempo es una construcción de nuestra mente, la manera en que percibimos y ordenamos los eventos, como por

---

[1] Parménides, un filósofo griego del siglo V a. C., planteaba la idea de que el tiempo es una ilusión. Argumentaba que el cambio y el movimiento eran solo apariencias y que la realidad permanecía inmutable y atemporal. Aristóteles defendía la idea de que el tiempo es el número del movimiento según el antes y el después. Consideraba que éste es una medida de cambio y movimiento en el mundo natural. Agustín de Hipona abordó la noción de tiempo desde una perspectiva religiosa, cuestionándose sobre el pasado y el futuro y planteando la dificultad de definir el tiempo en términos terrenales.

ejemplo Kant,[2] mientras que otros sostienen que existe independientemente de nuestra conciencia, como una corriente continua que fluye sin cesar.

En la actualidad, son varios los filósofos que han explorado el concepto del tiempo desde diferentes perspectivas. Por citar algunas, dentro de la fenomenología Edmund Husserl examinó la conciencia temporal,[3] planteando cómo experimentamos y percibimos el tiempo en nuestra vida cotidiana. Jacques Derrida abordó la noción de «diferencia temporal», cuestionando la linealidad del tiempo y cómo el pasado, el presente y el futuro se relacionan con la experiencia humana. Julian Barbour, físico y filósofo, propuso la idea de que el tiempo es una ilusión y que el universo podría ser atemporal, compuesto por instantes separados sin flujo temporal continuo.

Paul Ricoeur, filósofo francés, conocido por sus trabajos en la fenomenología y hermenéutica, exploró la relación entre el tiempo y la narrativa, destacando cómo contamos historias para dar sentido a nuestra existencia temporal y cómo la comprensión del tiempo se mezcla con la identidad humana. Lee Smolin, físico y filósofo, ha investigado la naturaleza del tiempo desde una perspectiva cosmológica, explorando la posibilidad de que este sea fundamental en la evolución del universo.[4]

---

[2] Kant argumentaba que el tiempo era una estructura subjetiva de la mente humana, una especie de marco *a priori* en el que percibimos y organizamos nuestra experiencia.

[3] La conciencia temporal es un concepto fenomenológico que se refiere a la experiencia subjetiva del tiempo. Husserl sostiene que la conciencia no es simplemente una sucesión de momentos discretos, sino que tiene una estructura temporal más compleja que incluye la retención del pasado y la proyección hacia el futuro. En otras palabras, la conciencia no sólo vive el presente, sino que también retiene lo que ya ha pasado y proyecta expectativas hacia lo que vendrá. Husserl explora esta fenomenología temporal en su obra *Investigaciones lógicas* y aborda cuestiones filosóficas relacionadas con la percepción del tiempo y la continuidad de la conciencia a lo largo de la experiencia temporal.

[4] En su libro *El renacer del tiempo*, así como en otras de sus obras, Smolin sugiere que la incorporación del tiempo como una entidad fundamental en las teorías físicas es crucial para superar algunas limitaciones de enfoques anteriores, como la teoría de cuerdas. Argumenta que el tiempo real y dinámico es necesario para comprender la naturaleza cambiante y evolutiva del universo.

Smolin busca así reconciliar la mecánica cuántica y la relatividad general, proponiendo una teoría cuántica de la gravedad que tenga en cuenta la evolución temporal del sistema.

EN EL ÁMBITO CIENTÍFICO, continuando por su faceta física, sin duda, el tiempo es una dimensión crucial. Según las teorías de la física moderna, particularmente la teoría de la relatividad de Einstein, el tiempo está entrelazado con el espacio en lo que llamamos espacio-tiempo.

Precisamente a esta teoría le debemos el cambio más significativo, ya que revolucionó del todo nuestra comprensión del tiempo, mostrando que éste es relativo y que puede verse afectado por la gravedad y la velocidad, vinculándolo con el espacio en una nueva estructura: el espacio-tiempo.

Esta visión plantea que el tiempo no es independiente, sino que se curva y se flexiona en presencia de la materia y la energía. Es una pieza fundamental en la comprensión del universo e influye en cómo vemos el movimiento, la gravedad y la realidad misma. Esto que para los no físicos puede resultar algo enrevesado, no es más que un mapa imaginario que combina el espacio y el tiempo. Imagina que estás en un tren que va muy rápido. Si miras a alguien desde dentro del tren, parece que el tiempo pasa igual para él que para ti. Pero, si alguien te mira desde fuera del tren, parece que el tiempo para ti va más despacio que para él. Es un poco loco, ¿verdad? Eso es más o menos lo que Einstein dijo con su teoría: el tiempo y el espacio están conectados, y la velocidad o la gravedad pueden hacer que se perciba de manera diferente para distintas personas. Sigamos.

EN EL CAMPO DE LA ANTROPOLOGÍA, el tiempo influye profundamente en cómo vivimos nuestras vidas. Define nuestras rutinas, nuestras interacciones sociales y la forma en que organizamos nuestras sociedades. Además, moldea la concepción del pasado, del presente y del futuro de muy diferentes formas según las culturas. Algunos grupos valoran el presente como un momento clave,

---

Su enfoque implica repensar cómo el tiempo se integra en las leyes fundamentales de la física, considerándolo una entidad real y no simplemente un parámetro externo.

Smolin aboga por la centralidad del tiempo en las teorías fundamentales de la física y sugiere que la incorporación de una noción más profunda de tiempo puede llevar a una comprensión más completa de la dinámica evolutiva del universo.

mientras que otros miran hacia el pasado o se proyectan hacia el futuro como la clave para comprender su existencia. La cultura y las sociedades conforman nuestra percepción del tiempo. Diferentes civilizaciones han tenido distintas maneras de medirlo y entenderlo. Como decíamos, algunas culturas lo ven como algo circular, con ciclos repetitivos de nacimiento, muerte y renacimiento, mientras que otras lo conciben como lineal, con un inicio y un fin determinados.

Estas diferencias reflejan no sólo las distintas formas en que las personas y las comunidades perciben y se relacionan con el tiempo, sino también las prioridades, los valores y las creencias que dan forma y organizan sus vidas.

Por ejemplo, en ciertas culturas tradicionales y religiosas, como algunas tribus indígenas de América del Sur, se valora mucho el presente como un momento de conexión con la naturaleza y las tradiciones ancestrales; entre los pueblos amazónicos se celebran rituales y ceremonias en honor a los dioses de la naturaleza como parte integral de la vida diaria. Estas comunidades aprecian el aquí y ahora como un tiempo de convivencia, celebración y armonía con el entorno natural.

En Japón, la cultura del presente se refleja en tradiciones como la ceremonia de *hanami*, que celebra la belleza de los cerezos en flor. Durante la temporada de *sakura*, que generalmente dura sólo unos días, las personas se reúnen en parques y jardines para contemplar los hermosos almendros en floración. Esta tradición es un ejemplo de cómo la cultura japonesa valora el momento presente y encuentra alegría y significado en la belleza efímera de la naturaleza. Aunque la ceremonia de *hanami* tiene lugar en un periodo muy breve de tiempo, representa un símbolo en la apreciación del instante y la conexión con la belleza de la vida en el aquí y ahora.

En contraste, en algunas sociedades occidentales contemporáneas se tiende a valorar el futuro como progreso y mejora.

Un ejemplo de proyección hacia el futuro en cuanto a ceremonia o ritual en las culturas occidentales podría ser la ceremonia de graduación. Ésta marca el final de una etapa importante en la vida de los estudiantes y simboliza su transición hacia el futuro, ya sea ingresando en la universidad, comenzando una carrera profesional o emprendiendo nuevos caminos en la vida. Durante la ceremonia de graduación, se reconocen a los estudiantes sus logros académicos y se los anima a mirar hacia delante con optimismo y determinación. Se entregan diplomas y se pronuncian discursos inspiradores que resaltan la importancia de trabajar arduamente, perseguir los sueños y contribuir de forma positiva a la sociedad. Este tipo de ceremonias son una *performance* de los valores sociales de la cultura capitalista, que recuerda la importancia del esfuerzo, de crecer y enfrentarse a los desafíos, marcando el comienzo de una nueva etapa llena de posibilidades y oportunidades.

Las festividades, los rituales y las tradiciones de cada sociedad están conectadas con su concepto del tiempo, que crea calendarios y marca el ritmo de su vida diaria.

La medición del tiempo, por tanto, también ha evolucionado significativamente a lo largo de la historia del conocimiento. En civilizaciones antiguas, como la egipcia o la mesopotámica, se usaban métodos astronómicos para medir el tiempo, basándose en el movimiento de los cuerpos celestes para establecer el calendario.

En la Edad Media, se desarrollaron relojes mecánicos que utilizaban mecanismos de engranajes y péndulos para indicar las horas y los minutos, lo que mejoró la precisión en la medición. Posteriormente, la Revolución Industrial trajo consigo avances tecnológicos muy importantes, incluyendo relojes más precisos y la estandarización de la medida del tiempo.

No fue hasta el siglo xx cuando se introdujeron la hora estándar y la adopción del tiempo atómico, basado en las vibraciones de los átomos. Esto llevó al desarrollo de relojes atómicos increíblemente precisos y fue la base del tiempo internacional (TI), utilizado actualmente para definir la duración del segundo.

Hoy día, la tecnología ha permitido la sincronización global precisa del tiempo a través de redes de satélites y relojes atómicos, creando sistemas como el GPS (Global Positioning System, por sus siglas en inglés). Podemos, pues, afirmar que la comprensión científica del tiempo, junto con la tecnología, ha transformado la manera en que medimos y percibimos el paso del tiempo. ¿Ésta no te parece una paradójica carrera hacia la objetivación de algo tan abstracto e intangible... que resulta incluso poética?

Podemos decir que toda esta evolución en la forma de medir el tiempo ha tenido sin duda un impacto significativo, no sólo en nuestra comprensión, sino también en nuestra manera de disponer de éste. Veamos detenidamente estos cambios:

- La precisión de los relojes modernos ha llevado a una percepción del tiempo como algo más exacto y rígido. La puntualidad se ha convertido en una norma social en muchos aspectos de la vida, debido a la sincronización de horarios y la necesidad de cumplir con compromisos en un mundo globalizado.
- La capacidad de medir el tiempo con precisión ha conducido al fraccionamiento de nuestras actividades en unidades de tiempo más pequeñas (horas, minutos, segundos). Esto ha influido en cómo planificamos nuestras actividades diarias, a menudo divididas en franjas temporales muy definidas.
- A su vez, la estructuración del tiempo produce una mayor percepción de su escasez. A medida que nos preocupamos por cumplir con horarios cada vez más estrictos, se genera una sensación de que el tiempo es valioso precisamente por ser limitado, lo que a su vez contribuye a incrementar niveles de estrés y ansiedad. La estandarización del tiempo a través de zonas horarias y patrones internacionales ha influido en cómo nos relacionamos con personas de diferentes lugares del mundo. Esto puede condicionar nuestra disponibilidad para la comunicación y nuestras expectativas sobre la de los otros; en definitiva, origina nuevas formas y códigos relacionales.

Si bien es cierto que la medición precisa ha mejorado la organización y la coordinación en muchos aspectos de la vida moderna, también ha generado una presión por la sensación de escasez temporal; no llegamos a todo, no nos da la vida para todo lo que tenemos que hacer, lo que sin duda afecta la percepción subjetiva de nuestro tiempo y su «gestión». Más adelante hablaremos de por qué entrecomillo este término.

Como ya podemos ir adivinando, el concepto de «tiempo» deja una huella profunda en la percepción subjetiva de cada individuo, pero también de los grupos sociales o comunidades. Así, la forma en que percibimos el tiempo puede variar enormemente según factores culturales, sociales, emocionales e incluso biológicos.

EL TIEMPO INFLUYE SIGNIFICATIVAMENTE EN LA CONSTRUCCIÓN DE LA IDENTIDAD.

Como exponíamos, estas diferencias culturales[5] pueden influir en la concepción y la comprensión, pero también en el manejo del tiempo. En algunas culturas, el tiempo se experimenta de manera más flexible y menos lineal, mientras que en otras se valora la puntualidad y la eficiencia. Por ejemplo: en la cultura occidental, en sociedades como las de Estados Unidos y algunos países europeos, el tiempo se percibe como algo lineal y segmentado. Se valora en función de la productividad y se le da gran importancia a la puntualidad, con un fuerte énfasis en la planificación y el cumplimiento de agendas.

En países vinculados a la cultura asiática,[6] aprecian el tiempo de manera más cíclica, enfocándose en la armonía con el momento presente. A menudo valoran la paciencia, la reflexión y la importancia de los lazos sociales sobre la eficiencia productiva.

En las culturas latinoamericanas de países como México o Brasil, la noción del tiempo puede ser más flexible, priorizando las relaciones

---

[5] Las culturas indígenas americanas tienen una percepción circular del tiempo. Lo ven como un ciclo continuo, donde el pasado, el presente y el futuro están interconectados. Esto se refleja en sus prácticas espirituales y rituales, donde el tiempo no se divide en secciones lineales, sino que se entiende como un flujo constante.

[6] En las culturas orientales, en las que se valora la paciencia y la contemplación del tiempo, la filosofía del taoísmo y el budismo zen enfatizan vivir en el momento presente, apreciando el aquí y ahora, en lugar de enfocarse demasiado en el pasado o en el futuro.

personales y la espontaneidad sobre la puntualidad estricta o la rigidez de los horarios.

Si nos vamos a las culturas africanas,[7] el tiempo a menudo se entiende de manera más fluida, valorando la interacción social por encima de las limitaciones temporales.

Recuerdo la primera vez que viajé a un país del África subsahariana; ante nuestra tozuda insistencia en saber la edad de todos cuantos conocíamos en nuestra excursión, su sorpresa y jocosas respuestas; qué importaba eso, y por qué esa obsesión blanca por la edad. Para ellos lo importante en la identidad de los sujetos eran otros parámetros que nada tenían que ver con el tiempo exacto que sumaban desde el día de su nacimiento. En distintos viajes a otros países negros, quise repetir por curiosidad el improvisado experimento, a sabiendas de que ni tan siquiera compartían las mismas tradiciones o cultos religiosos, y sucedía exactamente igual en todos los casos. Es algo, sin duda, sobre lo que vale la pena reflexionar. Estos ejemplos muestran cómo las culturas y las tradiciones perfilan o incluso pueden llegar a definir la percepción del tiempo, lo cual influye en cómo se organizan las sociedades, se manejan los compromisos y se valora la vida diaria. Cada enfoque refleja una forma diferente de comprender y relacionarse con el tiempo en su respectivo contexto cultural.

Son varios los autores que han investigado sobre estas diferencias.[8] Por ejemplo, Edward T. Hall[9] observó que, en algunas culturas

---

[7] En algunas culturas africanas, la noción del tiempo está más orientada hacia los eventos y las relaciones sociales que hacia la puntualidad estricta. Por ejemplo, en ciertas tribus africanas, los eventos y las reuniones se programan más en torno a la importancia del evento en sí y la conexión social que a la precisión del tiempo.

[8] Geert Hofstede realizó investigaciones en el campo de la psicología cultural y desarrolló la teoría de las dimensiones culturales. Identificó cómo la percepción del tiempo (monocromía/policromía) difiere entre culturas y cómo esto influye en el comportamiento organizacional y social.
Robert Levine, un psicólogo social conocido por su libro *Una geografía del tiempo*, estudió las diferencias culturales en la percepción y el uso del tiempo en diferentes países, revelando variaciones significativas en la puntualidad, el ritmo de vida y la importancia otorgada al tiempo en diversas culturas.

[9] Edward T. Hall fue un antropólogo conocido por su teoría de proxémica, estudió las diferencias culturales en la percepción del tiempo y el espacio. Destacó que en algunas

orientales, como la japonesa, la puntualidad resulta crucial, pero la flexibilidad se acepta si se justifica por razones sociales o contextuales. Mientras tanto, en culturas occidentales, como la estadounidense o las nórdicas, la puntualidad es altamente valorada y esperada en la mayoría de las situaciones. Éstos son sólo algunos casos que ilustran cómo las diferencias culturales afectan a la concepción y al uso del tiempo.

A nivel emocional, el estado de ánimo, la atención y las experiencias personales también influyen en la comprensión del tiempo. Todos hemos experimentado que, en momentos de acción o diversión, el tiempo parece pasar rápidamente, mientras que en situaciones estresantes, aburridas o dolorosas puede sentirse más lento.

Incluso a nivel biológico, se han observado diferencias individuales en la percepción del tiempo. Algunas investigaciones refieren que el envejecimiento puede alterar la percepción del tiempo debido a cambios en la velocidad del procesamiento cognitivo, la memoria, la atención y la función cerebral.[10] Estos cambios pueden contribuir a una percepción subjetiva diferente de la duración del tiempo a medida que las personas envejecen. Una sensación de que éste pasa más rápido, ya que el cerebro tarda más en procesar la información temporal. Los cambios en la memoria y la atención pueden influir en esta apreciación.

Algunos estudios sugieren que las personas mayores recuerdan y perciben eventos pasados de manera diferente, lo que puede alterar su sensación de la duración del tiempo. **La investigación ha demostrado que ciertas áreas del cerebro involucradas en la percepción del tiempo cambian con la edad.**

Estos cambios, sin duda, afectan a cómo se procesa y se registra el tiempo en el cerebro, lo que impacta directamente en la percepción subjetiva de éste.

---

culturas tienen una noción más fluida del tiempo (monocromía), mientras que otras valoran múltiples tareas simultáneamente (policromía).

[10] Por ejemplo, Warren H. Meck estudió cómo el cerebro procesa y registra la duración del tiempo, así como los cambios cognitivos que pueden afectar la percepción temporal a medida que envejecemos.

Por ejemplo, estudios de neurociencia han observado cambios en la actividad cerebral en áreas como el cerebelo y el córtex prefrontal, que están involucradas en la percepción del tiempo y la toma de decisiones. Es lo que se conoce como «envejecimiento estructural», en el que se incluyen cambios estructurales en el cerebro, como la reducción del volumen cerebral y la disminución del número de neuronas y sinapsis. Con la edad, la conectividad entre las diferentes áreas del cerebro se ve afectada. Esto influye en la comunicación eficiente entre el cerebelo y el córtex prefrontal, y perjudica las funciones cognitivas y motoras y, por tanto, la ejecución de tareas complejas.

Todo esto interviene significativamente en la construcción de la identidad de una persona. La forma en que vivimos y percibimos el tiempo, ya sea a través de recuerdos, experiencias pasadas o expectativas, moldea nuestra noción de quiénes somos.

> ## LAS EXPERIENCIAS CONTRIBUYEN AL DESARROLLO DE NUESTRA IDENTIDAD. LOS EVENTOS SIGNIFICATIVOS, LOS LOGROS, LAS RELACIONES PERSONALES, LOS FRACASOS Y LOS CAMBIOS EXPERIMENTADOS INFLUYEN EN CÓMO NOS VEMOS A NOSOTROS MISMOS.

Por tanto, cómo nos relacionamos con el tiempo, ya sea viviendo en el presente, atrapados en las experiencias emocionales pasadas o enfocados en la anticipación del futuro, también afecta la intensidad y la duración de nuestras emociones, actuando a su vez en nuestra propia identidad. Abordaré esto con más detalle en los próximos capítulos, puesto que éste será uno de los elementos fundamentales de la metodología que explico en el libro.

En definitiva, **el tiempo desempeña un papel crucial en la experiencia emocional de las personas**. Y cómo lo experimentamos a lo largo de nuestras vidas interviene en la formación y evolución de nuestra identidad, contribuyendo a la narrativa única que conforma quiénes somos como individuos.

Existe una interacción dinámica entre nuestras emociones y el tiempo, ya que la percepción de éste puede influir en cómo experimentamos y procesamos diferentes estados emocionales.

Este vínculo bidireccional entre el tiempo y las emociones sugiere que no sólo percibimos el tiempo de manera objetiva, sino que también lo moldeamos subjetivamente a través del prisma de nuestras emociones.

También me parece importante mencionar que nuestra conexión con el tiempo es intrínseca, nos permite reflexionar sobre nuestro pasado, tomar decisiones en el presente y proyectarnos en el futuro.

Esto es cómo percibimos y recordamos el pasado, vivimos el presente y anticipamos el futuro; la memoria autobiográfica desempeña un papel crucial en la construcción de la identidad. Las emociones actúan como lentes a través de las cuales interpretamos los eventos cotidianos, una misma situación puede parecer completamente diferente dependiendo de nuestro estado emocional. Por ejemplo, la ansiedad o el miedo pueden hacer que la anticipación emocional contribuya a la formación de proyecciones temporales, influyendo en cómo planificamos y experimentamos el tiempo futuro.

La consciencia de este vínculo puede ofrecer perspectivas valiosas para mejorar nuestra comprensión y uso del tiempo y promover un bienestar emocional más equilibrado.

EL TIEMPO, EN SU ESENCIA, TRASCIENDE LA MERA MEDIDA CRONOLÓGICA. ES UN COMPONENTE FUNDAMENTAL DE NUESTRA EXPERIENCIA QUE MOLDEA NO SÓLO CÓMO OBSERVAMOS EL MUNDO, SINO TAMBIÉN CÓMO NOS RELACIONAMOS CON ÉL.

Podríamos decir, pues, que el tiempo es un fenómeno complejo y multidimensional que desafía nuestra comprensión.

DESDE UNA PERSPECTIVA PSICOLÓGICA, nuestra comprensión e interpretación del tiempo está intrínsecamente ligada a nuestras emociones, ideas y sensaciones. Pero ¿cómo nos afecta el paso del tiempo? Ya apuntábamos más arriba que el tiempo parece acelerarse en momentos de felicidad y estirarse dolorosamente en otros de sufrimiento. Esta distorsión subjetiva nos demuestra que **el tiempo no es meramente una sucesión de segundos, sino también un reflejo o proyección de nuestro estado mental y emocional.**

Hay que decir que la percepción del tiempo también está, por supuesto, relacionada con la memoria. Recordamos momentos especiales, de tristeza o instantes de dicha, y estos recuerdos modulan y afectan nuestra asimilación de éste. La nostalgia, ese anhelo por tiempos pasados, es una manifestación emocional del tiempo, un deseo de regresar a momentos que han dejado un impacto, una huella emocional profunda en nosotros.

La ansiedad por el futuro es otra forma de expresión emocional de nuestra relación con el tiempo. La incertidumbre de lo que está por venir puede generarnos preocupación y hacer que el tiempo se sienta elástico, interminable en su espera. La ansiedad nos arrastra entre el presente y el futuro, entre la urgencia y la espera, alterando nuestra relación emocional con él.

Además, el tiempo resulta fundamental en nuestra formación y nuestro desarrollo personal. A medida que pasan los años, experimentamos un proceso de crecimiento y cambio. El tiempo nos brinda la oportunidad de aprender, madurar y adaptarnos a nuevas circunstancias. Seamos conscientes de ello o no, las experiencias a lo largo de los años nos marcan y moldean, y éste es un proceso continuo, a veces imperceptible, pero siempre presente en nuestro desarrollo psicológico y emocional.

La psicología del tiempo es el campo que estudia cómo percibimos, experimentamos y utilizamos el tiempo en diferentes contextos y situaciones.[11] Es decir, cómo nos relacionamos con él. Explora el

---

[11] Un autor relevante en este campo es Philip G. Zimbardo, conocido por su trabajo en la psicología social, que incluye la investigación sobre la percepción del tiempo. En su libro *El efecto Lucifer: el porqué de la maldad* y en otros trabajos, Zimbardo explora la psicología del tiempo y cómo las diferencias individuales y culturales en la percepción temporal influyen en el comportamiento humano.

modo en el que la percepción temporal, la planificación, la memoria y otros aspectos cognitivos y emocionales están relacionados con la experiencia humana del tiempo.

Esto es, por ejemplo, cómo percibimos la duración de eventos, cómo varía esta percepción según las circunstancias y cómo se forman nuestras representaciones mentales del propio tiempo; cómo procesamos la información temporalmente, cómo recordamos eventos pasados, cómo planeamos y anticipamos el futuro, y cómo nos adaptamos a los cambios temporales.

Esta disciplina analiza también la influencia de los ritmos biológicos, como el sueño, los ciclos circadianos y otros procesos fisiológicos, en nuestra percepción y experiencia del tiempo. O cómo asignamos significado al tiempo y creamos narrativas sobre nuestra vida que afectan nuestro bienestar emocional.

Los ritmos biológicos y los ciclos naturales tienen un impacto significativo en nuestra percepción del tiempo debido a cómo nuestros cuerpos están sincronizados con el entorno y cómo experimentamos el paso del tiempo. Nuestro cuerpo tiene un reloj interno que regula los ritmos circadianos, los ciclos biológicos que se repiten aproximadamente cada veinticuatro horas. Estos ritmos modulan nuestras sensaciones de sueño, vigilia, temperatura corporal y liberación hormonal, lo que influye en cómo percibimos el transcurso del día. Los cambios en los ritmos biológicos modifican nuestro estado de ánimo y nuestros niveles de energía a lo largo del día. Por ejemplo, la energía tiende a ser más alta por la mañana, disminuye por la tarde y vuelve a aumentar antes de caer la noche. Nuestros ritmos biológicos están sincronizados con la luz natural. La exposición a la luz durante el día y la oscuridad durante la noche ayudan a regular nuestro reloj interno, e incluso las variaciones en la duración del día y la noche pueden influir en cómo experimentamos el tiempo a lo largo del año.

Otros psicólogos como Anne Wilson Schaef y John K. T. Li han abordado la psicología del tiempo en sus investigaciones y escritos, explorando cómo la percepción y el manejo del tiempo afectan la vida cotidiana, las decisiones y la salud mental de las personas.

Nuestros ritmos biológicos se adaptan al entorno y a las rutinas diarias. La repetición de actividades a ciertas horas del día crea una sensación de rutina y estructura.

Un dato interesante es que **se han hallado correlaciones entre la productividad y los ritmos circadianos: nuestro rendimiento y alerta varían a lo largo del día debido a éstos.** Por ejemplo, la mañana suele ser un periodo de mayor alerta y eficiencia, mientras que la tarde a menudo se vive como un tiempo en el que la fatiga y la somnolencia comienzan a aparecer. Esto afecta a cómo realizamos tareas y evaluamos la duración de las actividades.

Los ritmos circadianos también están influenciados por las estaciones del año y los cambios en la duración de la luz diurna. En invierno, cuando los días son más cortos, algunas personas experimentan una sensación de que el tiempo pasa más lentamente, mientras que, en verano, con días más largos, la percepción del tiempo puede sentirse acelerada. Por otra parte, la exposición a luz diurna influye en la regulación del sueño y el ritmo circadiano, mientras que la falta de exposición afecta negativamente contribuyendo a trastornos del sueño, insomnio, depresión, ansiedad y reducción del rendimiento cognitivo, entre otros. Uno de los más conocidos, por su particular vinculación con los efectos de la luz sobre nuestra salud física y emocional, es el TAE (trastorno afectivo estacional), consecuencia de una exposición reducida a la luz natural diurna, especialmente durante los meses de invierno. Se produce sobre todo en países nórdicos y de latitudes más altas (por encima de los 50° norte y sur), donde hay un mayor riesgo de sufrir este tipo de depresión estacional.

La psicología del tiempo estudia cómo la percepción y la experiencia del tiempo no son siempre las mismas, sino que cambian a lo largo de la vida, y cómo estas variaciones están relacionadas con el desarrollo emocional y cognitivo.

También investiga la manera en la que recordamos eventos pasados y los incorporamos en nuestras historias personales, así como su impacto en cómo percibimos ese tiempo y las emociones vinculadas a él. Y es que, la forma en que recordamos y contamos nuestras historias personales altera nuestra percepción del tiempo. Un claro ejemplo es que, al revivir ciertos eventos en la mente, el tiempo puede parecer haber pasado más rápido (o más lento) según la intensidad de la experiencia emocional asociada. Es lo que conocemos como **memoria emocional**, y hablaré de ella más adelante.

Un hecho importante es que la manera en que integramos los eventos pasados en nuestra narrativa personal contribuye a la construcción de nuestra identidad. **Los recuerdos seleccionados y la importancia que les damos influyen en cómo nos vemos a nosotros mismos en relación con nuestro yo del pasado, del presente y del futuro.**

De igual modo, la forma de integrar esos recuerdos tiene un impacto directo en las emociones que éstos nos provocan, lo que a su vez influye en nuestra vivencia emocional del presente y del futuro. En los últimos capítulos pondré ejemplos con algunas de las experiencias emocionales más significativas, como procesos de duelo, trauma o enamoramiento.

La narrativa personal y la integración de los eventos pasados en ella influye en cómo asignamos un significado y un propósito a nuestra vida.

LA FORMA EN QUE RECORDAMOS EVENTOS PASADOS Y LOS INCORPORAMOS EN NUESTRAS HISTORIAS PERSONALES INFLUYE EN NUESTRA COMPRENSIÓN DEL TIEMPO, NUESTRAS EMOCIONES, LA CONSTRUCCIÓN DE NUESTRA IDENTIDAD Y LA FORMA EN QUE ASIGNAMOS SIGNIFICADO A NUESTRA REALIDAD.

¿QUÉ ES LA FELICIDAD?

La felicidad no puede ser obtenida queriendo ser feliz.

VIKTOR FRANKL

Si has llegado hasta aquí y sigues leyendo, te felicito, tu curiosidad es inasequible al desaliento. Sé que el primer capítulo no ha sido sencillo, soy consciente, pero teníamos entre manos uno de los conceptos más abstractos y complejos tal vez para el pensamiento humano de todos los tiempos, válgase la redundancia. Pero si aquél lo era, esto de tratar de discernir qué demonios es ser feliz no se queda atrás.

Ay, la felicidad, ¡esa quimera anhelada por generaciones que se cuela como un rayo de luz entre los intersticios de la vida cotidiana! Un misterio tan seductor que ha cautivado mentes y corazones desde tiempos inmemoriales. Pero ¿qué es la felicidad? ¿Dónde reside? ¿Es un destino o un camino? ¿Es posible adentrarnos en este viaje para explorar las facetas de ese tesoro emocional tan deseado?

Hay quizá tantas definiciones de felicidad como de amor y, a la vez, probablemente todas ellas sean imprecisas o incompletas.

Desde el prisma de la psicología, la felicidad se concibe como algo más que una emoción pasajera; más bien un estado de bienestar subyacente. Según diversas teorías psicológicas, la felicidad tiene múltiples facetas: **la emoción del momento, la satisfacción** con la vida en general y la búsqueda de un propósito significativo. Es una amalgama compleja de placer, compromiso y sentido, donde la conexión social, el logro personal y la autenticidad desempeñan papeles fundamentales. Aun así, el consenso sigue siendo débil y difuminado en torno a su acotación.

Nuestra percepción de la felicidad también está entrelazada y condicionada con o por las circunstancias externas. La cultura, la sociedad y las experiencias individuales moldean nuestra comprensión de lo que significa ser feliz. Para algunos, la felicidad puede estar en el éxito profesional, en la adquisición de bienes materiales o en la búsqueda de experiencias emocionantes. Mientras que para otros se encuentra en la conexión con los demás, en la simplicidad de la vida cotidiana o en la práctica de la gratitud. La influencia o el sesgo del contexto sociocultural en todos los casos es de gran calado, como veremos más adelante.

PARA LA FILOSOFÍA, el concepto de «felicidad» ha sido históricamente un tema de profunda y controvertida reflexión. Desde los tiempos de los filósofos antiguos hasta las corrientes contemporáneas, se ha debatido sobre su naturaleza y sus orígenes. La búsqueda de la *eudaimonia* griega, el concepto de «la felicidad como virtud» en el pensamiento aristotélico o la noción de la felicidad como placer en el epicureísmo son sólo algunos ejemplos de cómo la filosofía ha intentado desentrañar este enigma.

La felicidad hedónica se asocia a lo externo, aquello que genera disfrute, gozo o placer. La felicidad eudaimónica está relacionada con un estado de serenidad, calma y satisfacción sin necesidad de un factor externo que lo provoque. Es una paz interior que nace de la alineación con nuestros valores y lo que aportamos al mundo.

Lo ideal sería un equilibrio entre el placer y el bienestar, pues ambos son necesarios, pero tenemos cierta inclinación al hedonismo, más inmediato y a veces excesivo. El problema surge cuando necesitamos mantener activo un estado permanente de estimulación para estar bien y esto genera dependencia y sufrimiento cuando el estímulo o la fuente de placer no está disponible.

Desde una visión algo romantizada —por qué no admitirlo— la felicidad tiene más de viaje continuo que de destino final. Aunque idealizada, no está exenta de obstáculos, desafíos o momentos de dolor. A veces, la búsqueda de la felicidad misma puede ser agotadora y generar ansiedad o frustración. De hecho, en nuestra sociedad y contexto cultural actual (occidental-neoliberal), esta perpetua búsqueda inagotable de la felicidad como máxima aspiración y fin último es una de las mayores causas de desestabilización de la salud mental, ansiedad y malestar emocional, como veremos en capítulos posteriores.

Desde ese mismo contexto cultural —el nuestro—, la noción contemporánea de felicidad tiende a abarcar varios elementos:

- **El bienestar emocional.** Referido a experimentar emociones positivas, como alegría, satisfacción y tranquilidad, así como la capacidad de manejar y superar los momentos difíciles.
- **La satisfacción con la vida o sentido del logro.** Implica sentirse satisfecho con la vida en general, tener un propósito y metas significativas, y sentirse realizado en múltiples áreas, como el trabajo, las relaciones y el desarrollo personal.
- **Las relaciones sociales y las conexiones significativas.** La calidad de las relaciones y las conexiones interpersonales sólidas se considera un factor importante para la felicidad. El apoyo social y el sentido de pertenencia contribuyen a una mayor sensación de bienestar.
- **Salud mental y física.** Desempeña un papel crucial en la percepción de la felicidad. Sentirse sano, tanto física como mentalmente, contribuye a una sensación general de bienestar y felicidad.

LA FELICIDAD NO SE LIMITA SÓLO A LA AUSENCIA DE PROBLEMAS, SINO QUE INVOLUCRA UNA COMBINACIÓN DE EMOCIONES POSITIVAS, RELACIONES SÓLIDAS, REALIZACIÓN PERSONAL Y BIENESTAR FÍSICO Y MENTAL.

DESDE LA MIRADA DE LA NEUROCIENCIA también se han realizado estudios para revelar los mecanismos cerebrales asociados con la sensación de felicidad. La liberación de neurotransmisores como la dopamina, serotonina y endorfinas desempeña un papel crucial en nuestra percepción de bienestar. La práctica de la gratitud, la meditación y la conexión social han sido identificados como factores que contribuyen a activar estos sistemas de recompensa en nuestro cerebro.

El placer y la felicidad activan diferentes áreas del cerebro, estimulan neurotransmisores distintos y por ello también promueven sentimientos y sensaciones diversas. La dopamina es la sustancia o neurotransmisor que activa el placer, y suele ser engañosamente adictiva, pues su respuesta y reacción sucede a corto plazo, de forma casi inmediata, también visceral; es decir, se siente a nivel corporal, incita a nuestro cerebro a decir «quiero más». Una excesiva exposición al objeto, estímulo o fuente de placer puede desencadenar la adicción. La serotonina es una sustancia asociada con la felicidad duradera o sostenida, que genera sentimientos mucho más sutiles, pero profundamente satisfactorios a largo plazo; se siente de un modo más etéreo, incita a dar, hace que nuestro cerebro diga «me siento bien». Si hay poca exposición al estímulo o a la fuente que la genera puede desencadenar depresión.

VÍAS DOPAMINÉRGICAS

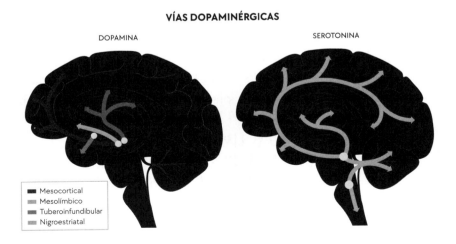

DOPAMINA

SEROTONINA

- ■ Mesocortical
- ■ Mesolímbico
- ■ Tuberoinfundibular
- ■ Nigroestriatal

Desde la perspectiva antropológica, la felicidad también se va configurando en función de la cultura y las distintas tradiciones.[12] Cada sociedad tiene sus propios ideales de felicidad, moldeados por valores y creencias, y sus prácticas arraigadas. Las celebraciones, los rituales y las expresiones artísticas reflejan las diferentes formas en que la felicidad se manifiesta en diversas tradiciones y culturas alrededor del mundo.

LA VISIÓN SOCIOANTROPOLÓGICA de la felicidad revela una diversidad fascinante. En numerosas culturas, hay rituales específicos destinados a alcanzar la felicidad, como ceremonias de paso, festivales religiosos o celebraciones comunitarias que refuerzan los lazos sociales y el sentido de pertenencia. Algunas sociedades utilizan el arte, la música o la danza como medios para expresar y cultivar la felicidad colectiva, transmitiendo valores y tradiciones que fortalecen la identidad cultural. Las culturas que valoran la colaboración y la conexión comunitaria tienden a encontrar la felicidad en el bienestar colectivo más que en el individual. La distribución de roles y valores compartidos dentro de la comunidad puede influir en la percepción y búsqueda de la felicidad. Las narrativas y los mitos transmitidos generacionalmente a menudo contienen lecciones sobre cómo encontrar la felicidad a través de valores específicos, enseñanzas morales o lecciones de vida.

La felicidad desde una perspectiva socioantropológica se asocia con las costumbres, las tradiciones, las relaciones sociales y la forma

---

[12] Un ejemplo notable de estas diferencias culturales en la percepción de la felicidad se encuentra en la noción danesa de *hygge*, que asocia la felicidad con la comodidad, la calidez del hogar y el disfrute de momentos simples en la vida cotidiana. Comparativamente, en culturas como la estadounidense, la felicidad puede estar más relacionada con el logro personal, el éxito y la realización individual. Otros ejemplos son el caso de Bután, que introdujo el concepto de «felicidad nacional bruta» como medida de desarrollo, priorizando la felicidad y el bienestar de sus ciudadanos sobre el crecimiento económico; Japón y su concepto del *ikigai*, que significa encontrar un propósito en la vida, un sentido de realización personal; Costa Rica y su reconocida «pura vida», un enfoque relajado y positivo ante la vida, valorando la simplicidad y la gratitud por lo que se tiene, o la India, donde la filosofía yoica es fundamental para encontrar la felicidad a través de la conexión mente-cuerpo-espíritu. Estos ejemplos muestran cómo los valores culturales moldean y definen el concepto de felicidad en distintos contextos.

en que las culturas interpretan y transmiten sus valores fundamentales.

LA FELICIDAD ES UN VIAJE PERSONAL, PERO TAMBIÉN COLECTIVO.

La felicidad es un equilibrio entre lo que sentimos, lo que pensamos y cómo vivimos. No tiene una fórmula universal ni una única respuesta, sino que se manifiesta de maneras infinitamente diversas para cada individuo y su comunidad.

Entendida como emoción puede traducirse o proyectarse de repente con un abrazo, una puesta de sol, una sonrisa compartida o el simple acto de estar presente en el momento. Para algunos se trenza con amor, gratitud, esperanza y propósito. Para otros se encuentra tras la consecución de unos logros, posición social, reconocimiento o éxito económico. Aunque en esa constante búsqueda, quizá unos y otros descubren que no se trata de alcanzarla, sino de aprender a bailar con ella en cada paso del camino vital. Quién sabe.

Tal vez parte de la trampa en su comprensión pasa —una vez más— por la manera de nombrar las cosas, es decir, la carga connotativa de las palabras.

Es más que sentirnos bien. Desde una mayoría consensuada de la psicología, la felicidad se considera un estado de bienestar general. No se trataría sólo de estar contentos en un momento específico, sino de sentirnos satisfechos con nuestra vida. ¿Cómo lo logramos? Es una mezcla de emociones positivas, hallarnos comprometidos con lo que hacemos y encontrarle un sentido especial a nuestra existencia. ¡Menudo reto!

¿Te has preguntado alguna vez si la felicidad depende de las cosas que tenemos?

Para algunas personas es así. El éxito, tener mucho dinero o conseguir cosas materiales puede hacerles felices. Pero ¿y si la felicidad no siempre estuviera en lo que poseemos? ¿Y si se encuentra en las relaciones que construimos con los demás, en la conexión que sentimos cuando ayudamos a alguien —y esto funciona también si ese alguien eres tú— o en los momentos simples que apreciamos en nuestro día a día?

Los filósofos han pensado mucho sobre esto. Algunos dicen que la felicidad viene de vivir una vida virtuosa, llena de valores como la bondad y la sabiduría. Otros opinan que la clave está en buscar placeres pequeños y disfrutar de las cosas simples de la vida. ¿Cuál será el secreto? ¿Qué opinas tú? ¿Felicidad hedónica o bienestar eudaimónico?

Pero, oye, a lo mejor la felicidad no es un destino al que llegamos y ya está. Sí, ya sé, no estoy siendo nada original lanzando esto al aire, de hecho, probablemente ésta sea la más antigua de las dicotomías sobre la verdadera naturaleza de la felicidad: viaje o destino, rasgo o estado. Es algo que las distintas disciplinas han intentado nombrar y responder a lo largo de los años.

Por qué no preguntárnoslo nosotros. Imaginemos que ése es más bien un camino lleno de altos y bajos. La realidad, más o menos objetiva, es que a veces nos sentimos felices y otras veces no, o no tanto. Y eso (también) está bien. No pasa nada. Por más que de un tiempo a esta parte, o en este pedazo de tierra sobre el que nos ha tocado vivir, se hayan empeñado en decirnos que sí, que vivamos poco más que obsesionados por una búsqueda permanente del placer y de esa especie de gran premio final de una carrera sin fin llamada felicidad, tal vez justamente eso es lo que debe pasar, que a veces no nos sintamos tan bien.

Lo importante es cómo manejamos esos momentos menos felices, cómo nos recuperamos y buscamos otra vez la luz perdidos en las sombras, incluso cómo acostumbramos la mirada a la oscuridad. La vida tiene muchos menos de esos momentos tan felices. Es hora de que alguien nos lo diga, sobre todo si nos lo reconocemos a nosotros mismos. De hecho, la norma —si la hubiera— es que la felicidad sea un estado excepcional. Un rara avis, un instante explosivo. ¡Y menos mal! Ahí radica la gracia, ¿no? Piénsalo. Un chispazo. ¡Chas!

¿Sabías que nuestro cerebro también está involucrado en todo esto? Sí, ¡nuestro cerebro es un asombroso catalizador de emociones! Y tiene un maravilloso diseño de serie capaz de adaptarse a todo ello si se lo permitimos. Cuando estamos contentos, libera sustancias químicas que nos hacen sentir bien, como la dopamina o la serotonina. Prácticas como la gratitud, la meditación y pasar tiempo con las personas que queremos pueden activar estas sustancias y hacer que nos sintamos más felices. Probablemente habrás leído cientos de posts en redes sobre ello y, aunque en realidad es un tema algo más complejo, gracias a ellos son términos que a todos nos resultan familiares. Pero lo más importante sería saber estimularlas o mantenerlas en equilibrio, aun cuando no tuviéramos ni idea de su existencia o nombre. Y un poco de eso va todo esto que te explico. De equilibrio.

Resumiendo muy mucho las posturas psicológicas, podríamos decir que la felicidad puede ser vista como un rasgo o como un estado. Esta distinción se refiere a cómo se experimenta ésta:

- **Rasgo de la personalidad.** Algunas personas tienden a ser generalmente más felices que otras debido a su disposición. Este enfoque considera la felicidad como un rasgo de la personalidad, una tendencia estable a experimentar emociones positivas con mayor frecuencia, independientemente de las circunstancias externas.
- **Estado emocional.** Se puede experimentar la felicidad como un estado emocional transitorio que varía en intensidad y duración en respuesta a eventos o situaciones específicas. Este enfoque ve la felicidad como un estado que puede ser influenciado por factores externos y cambios en el entorno.

Ambos enfoques plantean perspectivas distintas sobre la naturaleza de la felicidad. De acuerdo con estos, algunas personas pueden tener una disposición natural a ser más felices, mientras que otras pueden experimentarla como un estado emocional que fluctúa dependiendo de las circunstancias o los eventos vitales a los que se enfrente.

Sin embargo, además de los rasgos o la tendencia de cada individuo, **la percepción de la felicidad suele verse influenciada por factores ideológicos, culturales y sociales que establecen expectativas y definiciones de lo que se considera una vida feliz.** Ya apuntamos antes que las diferentes culturas tienen definiciones y expectativas distintas sobre lo que significa ser feliz. **Los valores culturales influyen en cómo se percibe y se busca la felicidad.**

Las expectativas y las normas sociales sobre el éxito, el dinero, el trabajo y el estilo de vida influyen decisivamente en la percepción de la felicidad. Las presiones sociales para alcanzar ciertos estándares pueden moldear las ideas sobre lo que consideramos una vida feliz. Las ideologías políticas y económicas también condicionan nuestra impresión y concepción de la felicidad. Por ejemplo, las políticas que enfatizan el bienestar social pueden promover la idea de que la felicidad está vinculada a un mayor nivel de igualdad y apoyo social frente a aquellas que incentivan y alientan valores como la meritocracia y el logro individual.

Hay varios autores que han investigado las diferencias culturales en torno al concepto de felicidad. Por ejemplo, es el caso de Ed Diener[13] y Shigehiro Oishi, psicólogos conocidos por sus estudios sobre la satisfacción con la vida y la felicidad en diferentes culturas; su investigación reveló variaciones significativas en la percepción y la experiencia de la felicidad entre países, relacionadas con factores culturales y sociales. Uno de los casos prácticos más destacados de

---

[13] Diener y su equipo, en el que se encontraba Oishi, llevaron a cabo estudios que demostraron que, si bien el dinero puede aumentar la felicidad hasta cierto punto (especialmente en casos de necesidades básicas insatisfechas), una vez que éstas están cubiertas, el aumento de ingresos adicionales tiene un impacto mucho menor en el bienestar emocional y la satisfacción con la vida. Este fenómeno se conoce como la «paradoja de la riqueza».

El trabajo de Diener mostró que otros factores como la calidad de las relaciones interpersonales, el sentido de propósito y la satisfacción laboral tienen un impacto mucho más significativo en la felicidad y la satisfacción con la vida que el aumento constante de ingresos.

sus investigaciones es su trabajo sobre la influencia de la riqueza y el impacto en la felicidad.

Otro investigador destacado en este sentido es Ruut Veenhoven,[14] sociólogo especializado en el estudio de la felicidad y el bienestar; sus investigaciones tuvieron como resultado el World Database of Happiness (Base de Datos Mundial de la Felicidad), que proporciona información valiosa sobre las diferencias culturales, las condiciones socioeconómicas y otros factores que influyen en la felicidad humana en diversas partes del mundo.

Algunos de los factores ideológicos, culturales y sociales que influyen en las expectativas y las definiciones de lo que se considera una vida feliz incluyen:

- **Valores culturales.** Las normas, las tradiciones y los valores que radican en una cultura determinada. Por ejemplo, culturas que valoran la armonía familiar consideran que la vida feliz está estrechamente relacionada con relaciones sólidas y estables.
- **Religión y creencias.** Las creencias religiosas y filosóficas pueden intervenir en la comprensión de la felicidad. Por ejemplo, algunas religiones enfatizan la importancia de la espiritualidad, la conexión con un propósito más alto o la práctica de la gratitud como parte de una vida feliz.
- **Sistemas políticos y económicos.** Los sistemas políticos y económicos influyen en las expectativas de felicidad al proporcionar o no acceso a recursos básicos, oportunidades de desarrollo personal y estabilidad socioeconómica, además de, por otra parte, marcar los estándares aspiracionales de sus ciudadanos. Las expectativas sociales y las presiones de grupo moldean lo que se percibe como una vida feliz. Por ejemplo, la presión para

---

[14] Veenhoven creó una base de datos para recopilar y analizar información sobre la felicidad y el bienestar en diferentes países, utilizando diversas métricas como encuestas nacionales, datos de calidad de vida, percepciones subjetivas y otros indicadores relevantes. Esta base de datos proporciona un recurso valioso para investigadores y formuladores de políticas interesados en comprender los factores que contribuyen a la felicidad y el bienestar en todo el mundo.

alcanzar ciertos estándares de logro, apariencia, éxito profesional o riqueza puede alterar las percepciones de nuestra propia felicidad.

- **Educación y medios de comunicación.** La educación y los medios de comunicación pueden desempeñar un papel importante al transmitir mensajes y modelos de vida que influyen en las aspiraciones individuales y colectivas sobre la felicidad. Tienen un impacto menos evidente pero innegable en la escala de valores de una sociedad o grupo, generando referentes, liderazgos y otros modelos sociales.

Estos factores, entre otros, contribuyen a la formación de ideas y definiciones culturales sobre la felicidad, modulando las expectativas y las aspiraciones individuales en la búsqueda de una vida considerada exitosa y satisfactoria.

Permíteme que haga especial hincapié, de entre éstos, en los medios de comunicación y la publicidad, puesto que actualmente median con un peso relativo en la percepción de la felicidad al presentar ciertos estilos de vida, ideales de belleza, productos o modelos que hay que seguir y que se asocian con un ideal de vida, hasta el punto de que influyen determinantemente en las expectativas individuales sobre lo que se necesita para ser feliz.

En la actualidad, las redes sociales han desempeñado un papel significativo en la promoción de una idea de felicidad aspiracional que a menudo puede parecer irreal e inalcanzable, y ello ha contribuido a exponer constantemente a las personas al culto de una imagen idealizada.

Las plataformas de redes sociales suelen mostrar vidas y momentos escrupulosamente seleccionados y editados, los usuarios tienden a compartir los aspectos más positivos de sus vidas, lo que puede crear una imagen sesgada y distorsionada de su realidad y generar expectativas poco realistas sobre lo que debe ser una vida feliz. La comparación constante a la que nos somete ese flujo de contenido en las redes invita e incita a ver los logros de los otros y sus vidas idealmente perfectas. Muchas personas sienten que sus propias vidas no cumplen con ciertos estándares, y sufren una presión constante por alcanzar el éxito y la perfección, lo que puede acabar generando insatisfacción e inseguridad, estrés y ansiedad al intentar replicar y cumplir esas expectativas.

Las redes sociales a menudo promueven la falacia de que el éxito, la belleza, la riqueza material y la felicidad están interconectados y directamente relacionados.

En otras ocasiones, los usuarios de estas redes se ven obligados a presentar una imagen pública perfecta, lo que lleva a una falta de autenticidad. La desconexión entre la realidad y lo que se muestra en las redes puede generar sentimientos de alienación, frustración, descontento, complejo y desconexión.

Contrarrestar la idea distorsionada de una felicidad inalcanzable puede requerir un enfoque consciente y algunas estrategias prácticas que, cada vez más, necesitan el acompañamiento terapéutico profesional.

Éste no es un libro con vocación de manual de autoayuda como tal. Más bien se trata de una herramienta de reflexión para invitarte a despertar tu pensamiento crítico y la manera en que dispones de tu mayor capital: el tiempo, tu tiempo. A partir de ahí, este libro puede ayudarte a reequilibrar las parcelas de tu vida y encontrar una calma mental y emocional, que creo que es el estado más realista y cercano a aquello que nos empeñamos en confundir con una felicidad constante que tal vez perdemos precisamente buscándola.

De modo que podríamos considerar la felicidad un gran rompecabezas de muchas y pequeñas piezas diferentes. No hay una respuesta única sobre qué es o cómo encontrarla.

LA FELICIDAD ES UN VIAJE PERSONAL,
UNA COMBINACIÓN ÚNICA DE EMOCIONES,
PENSAMIENTOS Y EXPERIENCIAS QUE NOS HACEN
SENTIR VIVOS, EN PAZ CON NOSOTROS MISMOS
Y CON EL MUNDO QUE NOS RODEA.

QUIZÁ, EN LUGAR DE BUSCARLA COMO UN TESORO ESCONDIDO, APRENDER A DISFRUTAR CADA PASO DE ESE VIAJE SEA LA VERDADERA LLAVE PARA QUE, MÁS QUE ANHELARLA, SEPAMOS TRANSITARLA CADA VEZ QUE NOS ENCONTREMOS INESPERADAMENTE CON ELLA.

Te confesaré que yo tengo una visión muy particular de qué es la felicidad. He pensado mucho si incluirla aquí o no, puesto que lejos de condicionarte con mi opinión, prefiero tender puentes para que crees la tuya propia. Es mi particular apuesta, como profesional, en el espacio de acompañamiento con pacientes, como escritora, incluso si un amigo o amiga me lo pidieran como consejo u opinión. Como todo, la mía también es fruto de la evolución de los años y su polifonía. De un ensayo y error continuo con —y contra— mis propias emociones y todas sus luces y sus sombras. Así es como deben recorrerse los caminos de la salud emocional y sus heridas. Como te decía, prefiero no darte ninguna definición, para qué, y a cambio, sí escribir un libro en el que juntos tratemos de reflexionar sobre ésta y otros conceptos, apelar a no perder la mirada crítica que tan poco nos alientan hoy en día, y desde ahí cuestionarnos cómo queremos afrontar lo que nos sucede y nos importa. Incluso, cuestionarnos por qué nos importan o no determinadas cosas y qué nos aportan para nuestro verdadero bienestar.

¿QUÉ ES LA SALUD MENTAL?

Conozca todas las teorías. Domine todas las técnicas, pero al tocar un alma humana sea apenas otra alma humana.

CARL JUNG

Y llegamos con éste al tercer concepto que nos proponemos abordar en esta primera parte del libro. ¡A cuál más complejo y controvertido! Si algo tienen en común todos ellos es que no hay un consenso ni una definición universal que los describa. Los tres se han visto modificados y matizados a lo largo de los años, interviniendo siempre en su dimensión más abstracta y concreta factores de distinta naturaleza y disciplina.

El término «salud mental» se empezó a utilizar formalmente en la segunda mitad del siglo XIX, aunque la conceptualización de los problemas de la salud mental se remonta a épocas anteriores. En 1840, el psiquiatra francés Jean-Étienne Dominique Esquirol introdujo el término «alienación mental», que se considera un precursor del concepto moderno de «salud mental». Sin embargo, la salud mental tal como la conocemos hoy en día se popularizó más tarde, a partir del siglo XX.

El énfasis en el bienestar emocional, la prevención de enfermedades mentales y la promoción de la salud mental como parte integral del bienestar general comenzó a ganar importancia a medida que la psicología y la psiquiatría evolucionaban como disciplinas científicas y médicas.

A lo largo de la historia reciente, la comprensión y la aproximación del y al concepto de «salud mental» ha ido evolucionando significativamente. Hasta no hace mucho se centraba en la ausencia de enfermedad mental, pasando de una perspectiva enfocada en el tratamiento de trastornos mentales a otra más holística, que la comprendía como un estado de bienestar en el que la persona puede desarrollar su potencial, afrontar el cansancio habitual de la vida, trabajar de manera productiva y contribuir a su comunidad. Ha habido un cambio, pues, en el que se ha reconocido la importancia de factores sociales, emocionales y psicológicos en el bienestar mental. Además, y de forma paralela, poco a poco se va dando una mayor aceptación y desestigmatización de los problemas de salud mental, promoviendo la búsqueda de ayuda, aunque tal vez convendría reflexionar en torno al cómo y al dónde se abren estos debates públicos sobre qué consideramos salud mental y cómo abordarla.

Por tanto, **la «salud mental» es un concepto integral que abarca nuestro bienestar emocional, psicológico y social**. Se trata de la capacidad de manejar el estrés, relacionarse con los demás, tomar decisiones y afrontar los desafíos de la vida de manera equilibrada. En este libro, exploramos la importancia de la salud mental, sus desafíos, cómo se ve afectada por diversos factores y cómo podemos cuidarla. Pero también qué significa la salud emocional y cómo integramos ese matiz en nuestra cotidianidad.

La salud mental está influenciada por una interacción compleja de factores biológicos, psicológicos y sociales, y es fundamental para el desarrollo personal y el funcionamiento óptimo en sociedad. Afecta a cómo pensamos, sentimos y actuamos. Una buena salud mental nos permite tomar decisiones acertadas, relacionarnos de forma positiva con los demás, manejar el estrés, contribuir y adaptarnos al mundo que nos rodea.

Los antecedentes genéticos, las experiencias vitales tempranas, el entorno social, el acceso a recursos y apoyo, así como los cambios y eventos estresantes también desempeñan un papel crucial en nuestra salud mental.

LA SALUD, TANTO FÍSICA COMO MENTAL, ES LA BASE DE UNA VIDA PLENA Y FELIZ.

Sin embargo, el ritmo acelerado de la vida moderna ha creado desafíos que hacen difícil mantener un equilibrio saludable. El estrés crónico, la falta de ejercicio, la mala alimentación y el déficit de sueño son productos de un estilo de vida acelerado, que demanda un nivel de actividad y atención cada vez más altos y que afecta directamente nuestra salud y, en consecuencia, nuestro bienestar. Somos una de las sociedades más medicalizadas de la historia de la humanidad.

PERO, Y ENTONCES ¿A QUÉ NOS REFERIMOS CUANDO HABLAMOS DE SALUD EMOCIONAL?

La salud emocional es la capacidad que tenemos de reconocer, comprender y resolver nuestras emociones de manera saludable y equilibrada. Implica ser consciente de nuestras emociones, saber identificarlas, manejarlas, integrarlas, expresarlas de forma adecuada y mantener relaciones positivas. Además, la salud emocional implica la capacidad de afrontar la dificultad, las adversidades, adaptarse a los cambios y mantener un equilibrio emocional en la vida diaria. Es fundamental para el bienestar general y está estrechamente relacionada con la salud mental en general.

Por desgracia, existen numerosos desafíos que pueden afectar a nuestra salud mental y emocional. El estrés, la ansiedad, la depresión, los trastornos de alimentación, la precariedad e inestabilidad laboral o económica, el abuso de sustancias y las dificultades para acceder a una atención médica adecuada son sólo algunos de ellos. Además, el estigma social asociado con los problemas de salud mental a menudo dificulta que las personas busquen ayuda, lo cual, por lo general, acaba agravando o perpetuando el problema.

La percepción subjetiva de la propia salud desempeña un papel crucial en la salud mental. La forma en que una persona percibe su propio bienestar emocional, psicológico y social influye en su estado mental general. Una autopercepción positiva de la salud mental tiende a aumentar la autoestima, promover la resiliencia y facilitar un mejor manejo de los conflictos o las adversidades, mientras que una percepción negativa de la propia salud podría afectar a nuestro bienestar emocional y social, generando estrés adicional o dificultades para afrontar los desafíos cotidianos.

Es crucial priorizar el «autocuidado» —me tomo la licencia de entrecomillarlo porque tengo mis reservas con este término y ya te explicaré por qué más adelante— y adoptar estrategias que promuevan y favorezcan el mantenimiento de la salud mental. Éstas incluyen las que todos conocemos y que nos han repetido tantas veces, aunque eso no implica que las apliquemos: mantener una dieta equilibrada, hacer ejercicio regularmente, establecer límites saludables, practicar técnicas de manejo del estrés (como la meditación o la respiración consciente...) y buscar apoyo profesional cuando sea necesario. Pero también la educación y la concienciación social son clave para reducir el estigma y fomentar un entorno comprensivo para aquellos que luchan con problemas de salud mental. Y lo más importante si cabe: la prevención; la divulgación, la sensibilización y la formación son los nuevos retos para crear sociedades comprometidas con sus miembros, capaces de ofrecer respuestas y alternativas. Porque la salud mental es un asunto de todas y todos, individual, colectivo y político.

Sabemos que la felicidad, la satisfacción o la sensación de bienestar (empecemos a permitirnos a partir de ahora la polisemia de estos conceptos como términos sinónimos en este contexto) puede variar significativamente según la percepción individual y las circunstancias personales, aunque la ausencia de una salud mental equilibrada puede dificultar la capacidad de experimentar felicidad en su forma más plena y sostenida. Es complicado pero posible hallar momentos de felicidad a pesar de los desafíos a los que se hace frente al convivir con problemas de salud mental; no obstante, la presencia de una buena salud mental generalmente contribuye, por una parte, a una mayor capacidad de manejo de esas dificultades o contratiempos y, por otra, a una felicidad o un bienestar más estable y duradero, y ese debe ser en todos los casos el objetivo. Tuyo para contigo. Y nuestro para con la sociedad en la que vivimos y compartimos.

Veamos de qué modo se interrelacionan, en este contexto, el tiempo, la salud física, mental y emocional, y la percepción o evaluación subjetiva de la felicidad o bienestar general.

EN LA SOCIEDAD ACTUAL, EL TIEMPO, LA SALUD Y LA FELICIDAD ESTÁN INTRÍNSECAMENTE INTERCONECTADOS Y A MENUDO SE VEN INFLUENCIADOS POR EL CONTEXTO SOCIOCULTURAL.

Tiempo

- **Velocidad y productividad.** Existe una presión constante para ser más productivos, lo que puede llevar a un estilo de vida acelerado y a la sensación de falta de tiempo para cuidar la salud o buscar la felicidad. Sin embargo, en la era moderna, el tiempo se percibe como un recurso precioso y escaso.
- **Tecnología y conexión constante.** La tecnología ha facilitado la comunicación y la realización de infinidad de tareas, pero también ha provocado una aceleración de los ritmos y una sensación de urgencia y dificultad para desconectar que afecta tanto la salud como la búsqueda de la felicidad.

Salud

- **Énfasis en el bienestar físico y mental.** Albergamos una creciente conciencia sobre la importancia de la salud, tanto física como mental. Sin embargo, las demandas de tiempo y el estrés pueden dificultar el cuidado personal e impactar negativamente en la salud y, por ende, en la percepción de felicidad.
- **Acceso a la atención médica.** Las desigualdades en el acceso a la atención médica pueden afectar la salud de diferentes grupos

sociales, lo que repercute en su capacidad para buscar y mantener el bienestar.

Felicidad

- **Búsqueda de la felicidad instantánea.** En la sociedad actual, se valora la gratificación instantánea y, por tanto, una búsqueda de la felicidad a corto plazo, muchas veces relacionada con el consumo y la superficialidad. Es la era de la cosificación de las emociones.
- **Presión social y expectativas.** Las expectativas sociales y la comparación con los demás, en entornos físicos y virtuales, influyen en la percepción de la felicidad generando una sensación de insatisfacción constante.

En este contexto,

EL TIEMPO, LA SALUD Y LA FELICIDAD
ESTÁN INFLUENCIADOS POR LA DINÁMICA SOCIAL,
LA PRESIÓN POR EL RENDIMIENTO,
LA DISPONIBILIDAD DE RECURSOS Y EL
EQUILIBRIO ENTRE LAS EXIGENCIAS DE LA VIDA
MODERNA Y EL BIENESTAR PERSONAL.

En ocasiones, estos valores pueden entrar en conflicto y requiere un esfuerzo consciente equilibrarlos y priorizar la salud y bienestar dentro de los límites del tiempo disponible en nuestra sociedad. **Existe un delicado equilibrio entre el tiempo, la salud y la felicidad en la sociedad moderna.** La relación entre la felicidad y la salud mental varía según las culturas.[15]

---

[15] En **sociedades colectivistas**, como las de Asia, el bienestar emocional está más relacionado con la conexión y la contribución a la comunidad, mientras que en culturas individualistas, como las de Occidente, se valora más la búsqueda de la felicidad personal y la realización individual.

En algunas culturas la percepción de la salud mental se asocia estrechamente con la capacidad de adaptarse a las normas sociales y cumplir roles específicos, mientras que en otras se valora más la armonía emocional y espiritual.

Igualmente, ciertas culturas enfatizan el equilibrio emocional y la conducción de las emociones como pilares fundamentales de la salud mental, mientras que otras ponen más énfasis en la resiliencia frente a la adversidad. La forma en que se perciben y abordan los trastornos mentales también varía. Algunas culturas estigmatizan ciertas condiciones, mientras que otras las aceptan de manera más abierta y buscan apoyo comunitario o profesional. También hay sociedades que se enfocan más en la felicidad como indicador clave de salud mental, mientras que otras priorizan la adaptación social o la ausencia de trastornos.

Las percepciones culturales influyen en cómo se entiende y aborda la salud mental.

Vamos a ver cómo el valor que una sociedad da a la salud mental puede influir en los individuos. Una sociedad que valora y apoya la salud mental tiende a reducir el estigma, fomentar el diálogo sobre los problemas emocionales y psicológicos, y promover un acceso más amplio a recursos y servicios de salud mental. Esto puede motivar a las personas a buscar ayuda sin sentir vergüenza o culpa, lo que a su vez mejora el bienestar general de la comunidad. Además, un entorno social que reconoce la importancia de la salud mental contribuye a la creación de redes de apoyo, programas de prevención y políticas que favorezcan el bienestar mental de todos.

En algunas **culturas africanas**, la salud mental se halla vinculada a la armonía con la naturaleza y la conexión con las raíces culturales. La comunidad desempeña un papel crucial en el apoyo a individuos con trastornos mentales, y la curación puede implicar prácticas rituales y espirituales.

En **sociedades indígenas**, la salud mental se considera a menudo en relación con la conexión con la tierra, las tradiciones ancestrales y la espiritualidad. Los trastornos mentales suelen abordarse desde una perspectiva holística, incorporando prácticas curativas tradicionales.

Algunos autores[16] han investigado las diferencias culturales en torno al concepto de salud mental. Un ejemplo ilustrativo de estas diferencias culturales se encuentra en la percepción del trauma. Mientras que algunas culturas occidentales se enfocan en la terapia individual para superar traumas, en otras culturas, como algunas comunidades indígenas, se prioriza la curación a través de prácticas comunitarias, rituales y la conexión con la naturaleza.

Hay culturas en las que el estigma asociado a los trastornos mentales resulta más pronunciado, lo que dificulta la búsqueda de ayuda y tratamiento. Por ejemplo, en ciertas comunidades asiáticas, hablar sobre problemas mentales es tabú debido al temor al estigma social.

En culturas colectivistas, como muchas comunidades africanas o latinoamericanas, el apoyo social y comunitario desempeña un papel crucial. El respaldo de la familia y de la comunidad se considera fundamental para la solución de los problemas mentales, sean del calibre que sean.

En Occidente, el nivel de salud mental de una sociedad se puede medir a través de diversos métodos y métricas. Se utilizan encuestas, estudios epidemiológicos y análisis de datos para evaluar la prevalencia de trastornos mentales, la percepción del bienestar emocional y psicológico, el acceso a servicios de salud mental, la tasa de suicidios y el nivel de estrés percibido, entre otros indicadores.

Instituciones como la Organización Mundial de la Salud (OMS) y agencias de salud pública de diferentes países suelen realizar investigaciones para obtener datos sobre la salud mental de la población. Además, se utilizan escalas de medición del bienestar emocional y psicológico para evaluar el estado general de la salud mental en una sociedad. Estos métodos combinados ofrecen una visión más amplia del estado de la salud mental en una comunidad o país.

---

[16] Arthur Kleinman, antropólogo y psiquiatra conocido por su trabajo en antropología médica, ha explorado cómo las culturas influyen en la comprensión y la experiencia de la enfermedad mental, destacando la importancia de considerar las perspectivas culturales en el diagnóstico y el tratamiento.
Laurence Kirmayer, psiquiatra y antropólogo cuyo trabajo se centra en la relación entre la cultura y la salud mental, ha investigado cómo las experiencias de enfermedad mental varían entre diferentes grupos culturales y étnicos, resaltando la importancia de considerar la diversidad cultural en la atención psiquiátrica.

También conviene hablar de las diferencias en salud mental según la edad y el nivel económico y sociocultural. En términos generales éstas son algunas conclusiones:

- **Edad.** Algunos trastornos mentales pueden variar según la edad. Por ejemplo, la depresión es más común en adultos jóvenes, mientras que la demencia tiene una mayor prevalencia en personas mayores. Además, los desafíos psicológicos y emocionales pueden ser distintos en diferentes etapas de la vida.
- **Nivel económico.** Suele existir una correlación entre el nivel socioeconómico y la salud mental. Las personas de bajos ingresos tienen más dificultades para acceder a servicios de salud mental y a recursos que promuevan el bienestar emocional. Además, experimentan mayores niveles de estrés debido a preocupaciones financieras o de inseguridad laboral.
- **Nivel sociocultural.** Las diferencias culturales también son otro factor que con frecuencia determina la percepción y expresión de los problemas de salud mental. Algunas culturas tienen estigmas más pronunciados sobre las enfermedades mentales, lo que influye en la disposición de las personas a buscar ayuda. Además, las normas culturales y sociales determinan en cierto modo la forma en que se manejan y expresan las emociones.

Los estudios y análisis de datos han revelado estas variaciones de la salud mental en función de los diferentes grupos de población, lo que ha llevado a un enfoque más específico y sensible a la diversidad en la atención y las políticas de salud mental. Sin embargo, los problemas de salud mental no siempre son atendidos en población migrada, por ejemplo, o cuando se diseñan planes de integración social para grupos de población multicultural, en determinados entornos.

Otras culturas, como la china o la india, tienen prácticas terapéuticas tradicionales como la acupuntura, que se integran en el tratamiento de la salud física y mental junto con la medicina occidental.

En cuanto a la percepción del bienestar emocional, mientras que en algunas culturas occidentales se valora la expresión individual de las emociones, en otras culturas se enfatiza la contención emocional y el equilibrio en la vida cotidiana como parte integral del bienestar mental.

Estos ejemplos reflejan cómo **las diferencias culturales influyen en la percepción, el tratamiento y la experiencia de los trastornos mentales, subrayando la necesidad de considerar contextos culturales diversos en la atención de la salud mental.**

Tanto la filosofía como la psicología han abordado a lo largo de la historia la relación entre el tiempo, la felicidad y la salud desde diversas perspectivas.

LA FILOSOFÍA ha proporcionado diversos enfoques sobre la forma en la que el tiempo, la felicidad y la salud mental están interconectados. Desde la búsqueda de placer y la virtud hasta la comprensión de la temporalidad y las influencias sociales. Desde siempre los filósofos han ofrecido profundas reflexiones sobre estos aspectos fundamentales de la experiencia humana.

LA PSICOLOGÍA, por su parte, ha planteado la relación entre el tiempo, la felicidad y la salud mental mostrando cómo las percepciones temporales pueden influir en el bienestar emocional y psicológico de las personas. Esto se ha analizado a través de diferentes enfoques, como por ejemplo:

- **La psicología del desarrollo**[17] ha realizado investigaciones sobre cómo la percepción del tiempo cambia a lo largo de la vida y cómo estas percepciones impactan en la felicidad y la salud mental en diferentes etapas. Por ejemplo, la capacidad de reflexionar sobre el pasado y anticipar el futuro se relaciona con una mejor adaptación y bienestar psicológico de la persona.

---

[17] Jean Piaget, famoso por su teoría del desarrollo cognitivo, estudió cómo los niños comprenden el tiempo y su impacto en la percepción del mundo.
Erik Erikson desarrolló la teoría de las etapas del desarrollo psicosocial, explorando cómo la percepción del tiempo afecta la identidad y el bienestar emocional a lo largo de la vida.

- **La psicología cultural**[18] examina cómo las diferencias culturales en la percepción del tiempo influyen en la felicidad y la salud mental. Diversos estudios han revelado que las culturas con una orientación más enfocada hacia el presente tienden a experimentar una mayor felicidad, mientras que las culturas centradas en el futuro suelen tener una mejor salud mental debido a la planificación y preparación que conllevan.

En la era actual, y en nuestro contexto en particular, donde la sociedad se mueve a un ritmo vertiginoso, el tiempo se ha convertido en un recurso valioso y limitado, la presión por ser productivos en un mundo hiperconectado y capitalista ha llevado a una percepción de escasez temporal, que ha impactado directamente en la relación entre la salud, la felicidad y el uso del tiempo.

EL TIEMPO SE HA CONVERTIDO EN LA MONEDA DE VALOR Y LA SALUD (ESPECIALMENTE LA MENTAL Y EMOCIONAL) EN EL PILAR DE LA FELICIDAD SOSTENIDA.

Vivimos en una cultura en la que la rapidez y la eficiencia son altamente valoradas. La tecnología nos ha permitido realizar múltiples tareas en un abrir y cerrar de ojos, pero también ha generado una sensación constante de estar corriendo contra el tiempo. La conectividad permanente puede brindar comodidad, pero a menudo nos priva de momentos para reflexionar, cuidar de nosotros mismos y de nuestras relaciones. Parar, respirar, re-pensar, tomar perspectiva. ¡Qué importante la perspectiva!

La presión para lograr más en menos tiempo a menudo entra en conflicto con la necesidad de cuidar nuestra salud y encontrar

---

[18] Harry Triandis investigó la influencia de la cultura en la psicología individual y colectiva, incluyendo la percepción del tiempo en diferentes culturas.
Shinobu Kitayama, conocido por su trabajo sobre la psicología cultural, ha analizado cómo las diferencias culturales impactan en la percepción del tiempo, la identidad y el bienestar emocional

esa perseguida felicidad duradera. El agotamiento físico y mental, la ansiedad y la sensación de insatisfacción pueden ser resultados directos de este desequilibrio.

La felicidad o el bienestar se han convertido en un objetivo perseguido constantemente, pero a menudo malinterpretado. En una sociedad en la que la gratificación instantánea es la norma, se busca la felicidad cortoplacista. Sin embargo, **la verdadera felicidad sostenida se encuentra en el equilibrio emocional, la conexión significativa con los demás y el cuidado personal**, elementos que suelen ser relegados por esa búsqueda de la inmediatez.

En esta encrucijada es vital reflexionar sobre el uso del tiempo. ¿Cómo podemos encontrar un equilibrio entre la velocidad de la vida moderna y la necesidad de cuidar nuestra salud y encontrar la felicidad o el bienestar? Enfocarse en la disposición eficaz del tiempo es esencial.

Esto no implica hacer más en menos tiempo, sino reservar tiempo para el cuidado personal, la desconexión digital, las relaciones significativas y en definitiva todo aquello que nutra nuestra salud mental, física y emocional.

PRIORIZAR LA SALUD Y EL BIENESTAR IMPLICA TOMAR DECISIONES CONSCIENTES SOBRE CÓMO EMPLEAMOS NUESTRO TIEMPO.

Esto puede significar establecer límites saludables en el trabajo, practicar la atención plena, hacer ejercicio y cultivar relaciones plenas y auténticas.

El equilibrio entre el tiempo, la salud y la felicidad en la sociedad actual requiere una reevaluación de nuestros valores, una redefinición de nuestras prioridades y una adaptación consciente de nuestras rutinas diarias, semanales y mensuales, de nuestros espacios, de esos espacio-tiempos, para fomentar un bienestar integral y otra forma de felicidad más sostenida y significativa. Y justo esto es lo que voy a contarte en el capítulo siguiente.

¿UN TRIÁNGULO PERFECTO?

Creo sencillamente que alguna parte del yo o del alma humana no está sujeta a las leyes del espacio y del tiempo.

CARL JUNG

El equilibrio en la relación entre el tiempo, la búsqueda de la felicidad y la salud mental puede y debe encontrarse en varios aspectos.

Sin embargo, antes me gustaría señalar que, como es normal y ya hemos hablado en páginas previas, mi propuesta estará, en parte, influenciada por ciertos valores y enfoques asociados con la cultura occidental y el contexto capitalista en el que se desarrollan gran parte de la información y las prácticas contemporáneas. Mi conocimiento se basa en información publicada hasta la actualidad, en los estudios sobre perspectivas y disciplinas de distintas épocas y orientación y en mi experiencia como terapeuta.

Es importante reconocer que existen diferentes enfoques de autocuidado y bienestar que provienen de diversas tradiciones culturales y filosóficas en todo el mundo, con prácticas que llevan al equilibrio con la naturaleza, la espiritualidad, la conexión interpersonal o el sentido comunitario, entre otros.

El bienestar no se limita a una única creencia cultural o filosófica, más bien es un concepto que puede manifestarse de manera distinta y adaptarse a diferentes contextos culturales y sociales. En un sentido más amplio, y más allá de nomenclaturas concretas, en las que entraremos más adelante, **podemos entender el autocuidado como un acto de amor propio y respeto hacia uno mismo**, independientemente de las influencias culturales o los contextos sociales específicos.

Reconocer la diversidad de orientaciones y prácticas de autocuidado es fundamental para una comprensión integral y respetuosa de cómo las personas cuidan de sí mismas y buscan su bienestar en diferentes partes del mundo y desde distintas realidades culturales.

Hay varios autores contemporáneos[19] que han explorado la relación entre el tiempo, la felicidad y la salud mental desde diversas posiciones. Quiero destacar a Zygmunt Bauman, sociólogo y filósofo, que exploró la «modernidad líquida» y sus efectos en la sociedad contemporánea. Aunque no se centró directamente en la relación entre el tiempo, la felicidad y la salud mental, sus ideas proporcionan una perspectiva interesante sobre cómo la fluidez de la sociedad moderna puede impactar en estas tres áreas y la relación entre ellas.

Bauman hablaba sobre la liquidez de las relaciones sociales, la cultura del consumo y la falta de estructuras sólidas en la sociedad contemporánea. Desde esta óptica, se puede inferir que la naturaleza líquida y efímera de las relaciones en la era moderna interviene en la percepción del tiempo, la estabilidad emocional y, en última instancia, la búsqueda de la felicidad y la salud mental.

---

[19] Mihály Csíkszentmihályi fue un psicólogo reconocido por su teoría del flujo o *flow*, que describe un estado mental de inmersión completa y disfrute en una actividad. Csíkszentmihályi sugiere que cuando las personas se encuentran en este estado de flujo pierden la noción del tiempo, experimentan un sentido de control y disfrute, lo que contribuye a su bienestar emocional.

Philip Zimbardo y John Boyd son dos investigadores que han desarrollado la teoría de la paradoja temporal. Ésta explora cómo la percepción del tiempo afecta las decisiones y el comportamiento humano. Argumentan que las personas con una orientación temporal más orientada al futuro tienden a tener mejor salud mental y bienestar general.

Dan Gilbert es un psicólogo conocido por su trabajo sobre la predicción de la felicidad. Argumenta que las personas a menudo son malas para predecir lo que las hará felices en el futuro. Esto puede afectar la percepción del tiempo, ya que las expectativas y las predicciones sobre el futuro influyen en el bienestar emocional en el presente.

Estos autores, entre otros, han enriquecido la comprensión de la relación entre el tiempo, la felicidad y la salud mental desde diversas perspectivas y teorías. Su trabajo resalta la importancia de la inmersión en actividades significativas, el cultivo de fortalezas personales, la orientación temporal y la comprensión de cómo las expectativas sobre el futuro influyen en el bienestar emocional presente.

Su análisis de la sociedad líquida enfatiza la falta de arraigo y la constante reconfiguración de las estructuras sociales y personales. Esto podría tener implicaciones en cómo las personas experimentan el tiempo, buscan la felicidad y mantienen la estabilidad emocional en un contexto en el que las relaciones y las estructuras sociales son más fugaces y menos sólidas que en épocas anteriores.

La idea central de Bauman sobre la modernidad líquida sugiere que vivimos en una sociedad caracterizada por la falta de estructuras estables. Esta fluidez se refleja en varios aspectos de la vida contemporánea, incluidas las relaciones interpersonales, la identidad, el trabajo y el consumo. En este contexto, las relaciones sociales se vuelven más volátiles y efímeras, y conllevan la aparición de estrés, ansiedad e inseguridad emocional. Las conexiones se forman y se disuelven con mayor rapidez, lo que impacta en la percepción del tiempo y en la estabilidad emocional. La falta de relaciones arraigadas y duraderas puede generar una sensación de inestabilidad, y dificultar la construcción de una impresión de continuidad en el tiempo, así como la consolidación de una identidad sólida.

La cultura del consumo y la rapidez con la que las cosas cambian en la sociedad líquida con frecuencia influyen en la búsqueda de una felicidad cada vez más etérea.

Las expectativas se moldean en torno a la novedad y la satisfacción instantánea, y generan una sensación de insatisfacción crónica, ya que la búsqueda constante de experiencias nuevas y emociones intensas hace que las personas no valoren ni disfruten plenamente el momento presente. Asistimos a la cultura de lo volátil y la inmediatez, la satisfacción cortoplacista, la gratificación constante.

En lo que respecta a la influencia de la tecnología y la conectividad digital, Bauman también señala cómo estas herramientas han contribuido a la construcción de una realidad más fragmentada y cambiante. A pesar de que estas tecnologías nos mantienen conectados y en aparente cercanía virtual, contribuyen a crear una sensación de distancia emocional y desconexión real.

Bauman, al igual que otros pensadores contemporáneos, ha destacado cómo la tecnología y el capitalismo influyen en la forma en que nos relacionamos, generando cambios en la naturaleza misma de la intimidad, la conexión emocional y la comunidad.

PARA BAUMAN LA NATURALEZA LÍQUIDA DE LA MODERNIDAD, CON SU ÉNFASIS EN LA TRANSITORIEDAD, LA INESTABILIDAD DE LAS RELACIONES Y LA CULTURA DE LA NOVEDAD CONSTANTE, INFLUYE EN LA PERCEPCIÓN DEL TIEMPO Y EN LA ESTABILIDAD EMOCIONAL DE LAS PERSONAS EN LA SOCIEDAD CONTEMPORÁNEA.

De alguna manera fue una suerte de visionario respecto al efecto e impacto que, entre otros, las redes sociales tendrían en nuestras vidas y especialmente en el modo en que estamos re-aprendiendo a relacionarnos, a comunicarnos y a expresar nuestras emociones, a mostrarnos frente a los demás y a integrar la idea, concepto o imagen de nosotros mismos, nuestra identidad. Y, en definitiva, a cómo todo ello deriva e impacta en nuestra salud mental y emocional y, por ende, en nuestro bienestar y felicidad.

Vivimos en una era en la que el tiempo parece ser el recurso más preciado y escaso. En el capitalismo y neoliberalismo contemporáneos, la velocidad y la eficiencia se han convertido en pilares fundamentales de nuestra existencia. Las tecnologías, desde los smartphones hasta las redes sociales, han transformado la forma en que nos relacionamos y percibimos ese tiempo del que sentimos, cada vez más, no disponer.

La constante conectividad nos ha llevado a estar disponibles las veinticuatro horas del día, los siete días de la semana.

La inmediatez hace que nos comuniquemos de manera más superficial, priorizando la cantidad sobre la calidad en nuestras interacciones. Las relaciones íntimas, en particular, han experimentado cambios significativos y la rapidez con la que nos movemos en este mundo digital erosiona la profundidad emocional en las conexiones personales. La necesidad de respuesta ágil conlleva conversaciones más superficiales, donde se pierde el espacio para compartir emociones genuinas y profundas.

LA AUTOESTIMA Y LA PERCEPCIÓN DE NUESTRA IDENTIDAD SE VE AFECTADA POR ESTA CULTURA DE LA RAPIDEZ Y LA CONECTIVIDAD CONSTANTE, EN LA QUE ADEMÁS LO VISUAL JUEGA UN PAPEL DECISIVO.

Las redes sociales, como decíamos, nos invitan a mostrar nuestras vidas de manera idealizada, lo que lleva a comparaciones y expectativas poco realistas. Esto puede generar ansiedad, afectar la autoimagen y provocar una sensación de insuficiencia.

La necesidad de estar siempre disponibles crea una sensación de agotamiento constante, lo que conduce al estrés y a la fatiga emocional. La falta de tiempo para desconectar y cuidar de uno mismo ocasiona problemas más profundos como la depresión y la ansiedad. Es por ello por lo que, en este contexto, encontrar un equilibrio se vuelve esencial.

Necesitamos establecer límites claros en nuestro uso de la tecnología, permitiéndonos momentos de desconexión para reconectar con nosotros mismos y con aquellos que nos rodean. Es fundamental priorizar la calidad sobre la cantidad en nuestras interacciones, buscando momentos para conversaciones significativas y conexiones emocionales más profundas. Además, resulta crucial cuidar nuestra salud mental y emocional dedicando tiempo a practicar la autocompasión, el autocuidado y buscar ayuda profesional si es necesario. Y es que aprender a usar el tiempo de modo que se priorice el bienestar emocional y la conexión humana es una valiosa habilidad en el mundo actual.

EL RITMO ACELERADO DEL CAPITALISMO ACTUAL Y LA OMNIPRESENCIA DE LA TECNOLOGÍA HAN TRANSFORMADO PROFUNDAMENTE NUESTRAS RELACIONES SOCIALES, PERSONALES E ÍNTIMAS. ENCONTRAR UN EQUILIBRIO ENTRE EL TIEMPO, LA CONECTIVIDAD DIGITAL Y EL CUIDADO PERSONAL ES ESENCIAL PARA CONSTRUIR RELACIONES MÁS AUTÉNTICAS Y MANTENER NUESTRA SALUD MENTAL Y EMOCIONAL EN EQUILIBRIO.

Hablaré ahora de dos autores que han desarrollado una labor de investigación muy interesante sobre todo esto. Tanto Eva Illouz como Byung-Chul Han han estudiado la influencia de la tecnología y el capitalismo en nuestras relaciones sociales y personales desde perspectivas críticas y reflexivas.

Por un lado, Eva Illouz, socióloga y académica, ha explorado cómo el capitalismo afecta nuestras emociones y relaciones en la modernidad. En su libro *El consumo de la utopía romántica: el amor y las contradicciones culturales del capitalismo*, analiza cómo el capitalismo contemporáneo ha transformado la esfera emocional, influyendo en la manera en que percibimos el amor, la intimidad y las relaciones. Examina cómo la cultura consumista y la comercialización de las emociones impactan en nuestras experiencias personales y sociales, y explora cómo el capitalismo influye en la percepción y el uso del tiempo en Occidente.

Además, destaca cómo la cultura del consumo, la publicidad y los medios de comunicación moldean la percepción del tiempo al promover la idea de que ciertos productos o experiencias pueden ahorrar tiempo o proporcionar gratificaciones instantáneas. Illouz también hace hincapié en cómo el uso del tiempo se ve influenciado por las relaciones personales y las interacciones sociales en un entorno capitalista donde las expectativas y las demandas sociales moldean el modo en que las personas distribuyen y experimentan su tiempo. Promueve la idea de que el tiempo es un recurso valioso y limitado que debe ser aprovechado de manera eficiente y productiva, lo que afecta la forma en que las personas estructuran sus vidas y experiencias en la sociedad occidental contemporánea.

Eva Illouz analiza esta idea de que, en el contexto del capitalismo contemporáneo, el tiempo se ha convertido en una mercancía altamente valorada, donde la productividad, la eficiencia y la optimización del tiempo son consideradas fundamentales para el éxito y el bienestar personal. Algunos aspectos adicionales de esta idea incluyen:

- **Racionalización del tiempo.** En el capitalismo contemporáneo, la eficiencia y la racionalización del tiempo son esenciales. Las personas se ven impulsadas a maximizar su productividad, a menudo tratando el tiempo como una inversión que debe dar rendimientos tangibles.
- **Culto a la productividad.** La cultura contemporánea a menudo fomenta un culto a la productividad donde la valía personal está vinculada a la capacidad de lograr más en menos tiempo. Esto se manifiesta en la presión constante para ser más eficiente en el trabajo, aprovechar al máximo el tiempo de ocio y buscar constantemente maneras de optimizar la rutina diaria.
- **Valoración del tiempo en términos monetarios.** En el contexto capitalista, el tiempo se valora en términos de dinero. La noción de «el tiempo es oro» refleja la idea de que cada minuto perdido es una oportunidad económica desperdiciada, lo que refuerza la urgencia de optimizar el tiempo para obtener beneficios económicos o personales.
- **Cultura de la instantaneidad.** La cultura contemporánea, influida por la globalización y la tecnología, promueve la instantaneidad, la inmediatez. La rápida disponibilidad de información, bienes y servicios fortalece la idea de que las gratificaciones deben ser inmediatas, lo que genera una impaciencia constante.

EN CONJUNTO, ILLOUZ DESTACA CÓMO ESTA VALORACIÓN DEL TIEMPO EN TÉRMINOS DE EFICIENCIA Y PRODUCTIVIDAD PUEDE AFECTAR LAS EXPERIENCIAS INDIVIDUALES Y LAS RELACIONES SOCIALES, ORIGINANDO UNA PRESIÓN CONSTANTE PARA LOGRAR MÁS EN MENOS TIEMPO, LO QUE A SU VEZ PUEDE TENER IMPLICACIONES EN LA SALUD MENTAL Y EN LA PERCEPCIÓN DEL PROPIO VALOR PERSONAL.

Por otro lado, Byung-Chul Han, filósofo y ensayista, ha reflexionado sobre la sociedad actual y su relación con la tecnología, el rendimiento y la conexión humana. En obras como *La sociedad del cansancio* y *No-cosas*, Han analiza cómo la sobreexigencia, la velocidad y la hiperconectividad en la sociedad contemporánea han llevado a una fatiga constante, que afecta nuestras relaciones, la autoestima y el sentido de comunidad. También critica la sobreexposición a las redes sociales y cómo esto ha transformado nuestra percepción de la realidad y la intimidad. Critica además la cultura moderna y argumenta que la obsesión por la productividad, la eficiencia y la sobreexplotación del tiempo ha llevado a una sociedad en la que el agotamiento y la fatiga son prevalentes.

HAN SUGIERE QUE, EN LA CULTURA ACTUAL, EL EXCESO DE TRABAJO, LA NECESIDAD CONSTANTE DE ESTAR OCUPADO Y LA BÚSQUEDA INCESANTE DE LA EFICIENCIA HAN LLEVADO A UNA «SOCIEDAD DEL RENDIMIENTO», QUE IMPONE UNA PRESIÓN EN LAS PERSONAS PARA SER SIEMPRE ACTIVAS Y PRODUCTIVAS Y QUE LAS CONDUCE A UNA EXTENUACIÓN TANTO FÍSICA COMO MENTAL Y EMOCIONAL.

Vemos, pues, que ambos autores comparten preocupaciones sobre cómo el capitalismo contemporáneo, junto con la omnipresencia de la tecnología han afectado nuestra capacidad para relacionarnos de una manera más profunda y significativa, así como nuestras emociones, nuestra intimidad y nuestra autoestima. Sus análisis subrayan la importancia de reflexionar desde el pensamiento crítico sobre estos aspectos para, en un mundo tan orientado a la tecnología, encontrar un equilibrio más saludable en nuestras vidas.

Un ejemplo concreto que refleja la influencia de la tecnología y el capitalismo en nuestras relaciones podría ser el fenómeno de las aplicaciones de citas. Plataformas como Tinder, Bumble, Grindr o AdoptaUnTío se han convertido en una forma común de buscar relaciones «románticas». A primera vista, ofrecen la posibilidad de conocer a nuevas personas y conectar más fácilmente, sin embargo, reflejan algunos de los aspectos discutidos por los autores mencionados en este capítulo.

Estas aplicaciones priorizan la velocidad y la superficialidad en la forma de crear nuevas conexiones personales. Los perfiles se evalúan rápidamente a través de fotos y descripciones breves, es decir, fomenta las decisiones basadas en aspectos superfluos. Esta dinámica enfatiza la inmediatez y la apariencia sobre la construcción de relaciones más naturales, y quizá más profundas, fundamentadas en la compatibilidad emocional o los valores compartidos.

Además, estas plataformas promueven una mentalidad de «consumo» de relaciones, donde las personas se ven como opciones disponibles para ser seleccionadas o descartadas fácilmente, sin considerar la complejidad emocional detrás de cada individuo. Los sujetos se convierten así en un objeto más de consumo, en un catálogo del mercado infinito de oportunidades al que el sistema nos da acceso continuo y que todos retroalimentamos. Nosotros nos convertimos en el producto.

La interacción en estas aplicaciones también suele ser más efímera y menos comprometida. Las conversaciones pueden ser breves y muchas veces no llegan a una conexión significativa. Esto refleja efectivamente aquella idea de la modernidad líquida de Bauman, que argumentaba que las relaciones son más fugaces y menos arraigadas en comparación con las estructuras más sólidas y duraderas del pasado. Se retroalimenta la necesidad de mantener la gratificación del estímulo inmediato (placer hedónico) y a la vez se pierde con mayor facilidad el interés y atractivo una vez alcanzada la recompensa.

Los autores que hemos mencionado, junto con otros pensadores contemporáneos, han propuesto diversas ideas y enfoques para contrarrestar los efectos negativos de la tecnología y el consumismo en nuestras relaciones interpersonales:

- **Desaceleración y reflexión.** Sugieren la importancia de desacelerar y reflexionar sobre nuestro uso de la tecnología. Promueven la idea de tomarse el tiempo necesario para reflexionar sobre la calidad de nuestras interacciones y evitar la inmediatez que caracteriza a las plataformas digitales y que, sin darnos cuenta, progresivamente estamos proyectando o extrapolando a nuestra manera de funcionar y relacionarnos fuera de ellas.
- **Conexiones significativas.** Enfatizan la importancia de buscar conexiones más profundas y significativas en lugar de relaciones superficiales. Esto implica dedicar tiempo y esfuerzo a construir relaciones basadas en la comprensión mutua, la empatía y la comunicación auténtica.
- **Limitar la exposición digital.** Algunos proponen establecer límites claros en el uso de la tecnología. Esto podría incluir periodos regulares de desconexión, reducir el tiempo en redes sociales y ser más selectivo sobre cómo y cuándo usar las herramientas digitales, así como qué tipo de contenido consumimos.
- **Fomentar la presencia real.** Destacan la importancia de la presencia física y la conexión cara a cara en nuestras interacciones. Esto implica dedicar tiempo a estar con amigos, familiares o seres queridos en entornos en los que se pueda disfrutar de una comunicación auténtica y completa, alejada de las pantallas.
- **Educación y conciencia.** Muchos autores abogan por la educación y la conciencia sobre los efectos psicológicos y emocionales de la tecnología. Aprender a usarla de manera más consciente y crítica, reconociendo su impacto en nuestras vidas y relaciones.

Hoy en día, como vemos, echar un vistazo al reloj no sólo nos dice la hora, sino que revela mucho más sobre cómo vivimos y cómo nos relacionamos entre nosotros. **El tiempo se ha convertido en un activo crucial, a veces incluso más valioso que el dinero.** En el capitalismo actual, la velocidad es el nombre del juego: todo tiene que ser rápido, eficiente e instantáneo.

Con las tecnologías a nuestro alcance, estamos constantemente conectados, siempre disponibles. Los smartphones nos mantienen pegados a la pantalla, ya sea revisando correos electrónicos, desplazándonos por las redes sociales o respondiendo mensajes. El problema es que este «siempre activo» nos lleva a estar físicamente presentes, pero con la mente ausente en nuestras interacciones reales cara a cara.

Con ello, nuestra autoestima y salud mental también están en juego. La necesidad de estar constantemente «en línea» puede hacer que nos sintamos presionados y acaba por generar ansiedad, estrés y disminuye nuestra sensación de paz mental. Volveremos sobre esto más adelante, pero éste suele ser un motivo de demanda velada (lo que en psicología llamamos «latente») en consulta, cada vez más habitual.

EL EQUILIBRIO EMOCIONAL SUFRE CUANDO NO TENEMOS TIEMPO PARA DESCONECTAR Y CUIDAR DE NOSOTROS MISMOS.

La fatiga que nos causa estar siempre conectados conduce al agotamiento emocional y a una sensación de estar abrumados. La calidad del tiempo que pasamos con nosotros mismos disminuye, lo que puede llevar a problemas más graves de salud mental como la depresión y la ansiedad.

Volviendo sobre lo que decíamos al inicio del capítulo, encontrar el equilibrio entre el tiempo, la búsqueda de la felicidad y la salud mental requiere un proceso personal de autoconciencia, capacidad y libertad para dirigir o guiar uno mismo sus propias decisiones y acciones, y la habilidad de adaptarse a los desafíos y los cambios de la vida cotidiana. Implica ser responsables de nuestras elecciones y buscar un camino propio que esté alineado con nuestros valores y deseos personales, así como una toma consciente de decisiones y una orientación interna donde la persona es protagonista de su propio desarrollo y dirección. Todo esto sin olvidar ni menospreciar el peso y la determinación —en muchos casos— de multitud de factores, circunstancias y variables externas o estructurales, sobre las que no tenemos ni tendremos control.

CUIDAR DE UNO MISMO

El autocuidado es el conjunto de acciones y prácticas que una persona realiza de forma consciente y deliberada para preservar, mejorar y mantener su bienestar físico, mental y emocional.

Cuidar de uno mismo resulta fundamental para mantener un equilibrio general en la vida. **No se trata sólo de cuidar el cuerpo físico, sino de atender todas las dimensiones del ser humano.** Practicar el autocuidado de manera regular y consistente puede ayudar a reducir el estrés, mejorar la salud mental y emocional, y aumentar y contribuir a una mejor calidad de vida en general. Incluye una amplia gama de aspectos que promueven la salud integral:

- **Cuidado físico.** Hábitos como una alimentación equilibrada, ejercicio regular adaptado a nuestras necesidades biofísicas, descanso apropiado y mantener una higiene adecuada forman parte del autocuidado físico.
- **Cuidado emocional.** Implica reconocer y expresar las emociones. Todas aquellas acciones, desde la meditación, la expresión creativa, la escritura, la terapia... hasta simplemente darse tiempo para relajarse y desconectar.
- **Cuidado social.** Fomentar relaciones saludables, establecer límites, pedir ayuda cuando sea necesario y conectarse con otros

forman parte de cuidar el aspecto social y relacional de nuestra vida, y son fundamentales.

- **Cuidado espiritual.** Lejos de connotaciones estrictamente religiosas, incluye actividades que nutren el sentido de significado y propósito en la vida, como la práctica de la gratitud, la reflexión, la conexión con la naturaleza o la participación en cualquier situación o evento que fortalezca los valores personales de cada uno.

Sin embargo, autocuidado también es en determinadas ocasiones permitirse el error, la imperfección, no llegar a tiempo o no cumplir todas las tareas, la expresión de la herida, la tristeza o la caída.

En ese atender la dimensión y el cuidado emocional, lejos de aspirar a una suerte de perfeccionismo irreal —y frustrante— que parece imponernos la sociedad actual, se trata justo de reconocer y dar cabida a nuestras emociones, cualesquiera que sean en cada ocasión. Permitírnoslas y abrazarlas. Es muy importante hacer hincapié en esta idea, y probablemente verás que regreso varias veces sobre ella, puesto que ése será el verdadero autocuidado por el que debemos abogar y que nos permitirá un mayor equilibrio y estabilidad en ese camino hacia el bienestar integral.

Me gustaría aprovechar esta parte del capítulo para reflexionar sobre el porqué de mi disonancia con algunos términos como «gestión», «beneficio», «autocuidado», etcétera. Me parece oportuno hacerlo en un libro donde intentamos reflexionar de forma crítica sobre el uso que hacemos de nuestro tiempo y cómo eso puede o no impactar en nuestra salud emocional. Esto implica cuestionarnos el uso de términos asociados con la jerga de las ciencias económicas o empresariales para hablar de salud mental o emocional, de aspectos psicosociales y relaciones humanas. Expresiones como «gestión del tiempo», «optimizar recursos», «estrategias de bienestar» o «desarrollo personal», con una evidente connotación materialista y de rentabilidad, ponen el acento de la acción en términos de productividad para referirse a procesos psicológicos como «hábito», «evolución», «adaptación» o «crecimiento»…, y de algún modo convierten también nuestro comportamiento y nuestras emociones en mercancía.

Este tipo de lenguaje no sólo es limitado e insuficiente para comprender la complejidad de las experiencias humanas, especialmente las emociones y la salud mental, que no siempre se ajustan a modelos lineales o mecánicos, sino que subyace en él una ideología que alimenta el capitalismo emocional[20] y la meritocracia, tan peligrosa para justificar, en última instancia, situaciones como las desigualdades sociales, por ejemplo.

Si las personas son valoradas en términos productivos, de eficiencia, logro y consecución de metas (nivel de éxito y perfección que alcanzan en las distintas áreas de su vida) entonces ¿habrá individuos que valgan más que otros? Hemos asimilado y naturalizado el empleo de un lenguaje comercial y financiero para referirnos a las personas, sus relaciones y emociones, al hablar de aspectos personales como sus capacidades o habilidades, incluso de la salud física o mental.

Ante los mensajes meritocráticos actuales, que promueven la idea de que el éxito se logra a través del esfuerzo individual y del mérito, enfocados en el desarrollo de habilidades personales, la superación individual y la consecución de metas, es importante —casi urgente— reconocer también las circunstancias externas y la multitud de condiciones sociales y estructurales que pueden influir en el «éxito» o en el bienestar, evitando la culpabilización de las personas por situaciones fuera de su control. Y, por otra parte, conviene no depositar todo el peso de la acción en el individuo excluyendo de la ecuación el importante papel del grupo, el colectivo, el entorno, en definitiva, lo social. No se trata de una mera cuestión lingüística. El lenguaje construye realidades, crea mundos y significados, como

---

[20] El concepto de «capitalismo emocional», del que nos habla Eva Illouz, hace referencia a cómo el capitalismo contemporáneo no sólo aborda las necesidades materiales, sino que también capitaliza y comercializa las emociones humanas. Las emociones se han convertido en productos y las relaciones personales se han visto influenciadas por las dinámicas de mercado.

dijo Heidegger,[21] y la manera en que leemos e interpretamos las circunstancias revertirá en la conformación de nuestra propia narrativa personal e identidad.

Por tanto, existe el sesgo cultural en la sociedad actual, que tiende a asociar el tiempo efectivo únicamente con la productividad y el rendimiento, en especial en contextos influenciados por corrientes neoliberales. Esta perspectiva puede llevar a una valoración desproporcionada del tiempo en términos de su utilidad económica, relegando otras dimensiones igualmente importantes de éste, como el tiempo para el descanso, la reflexión, el ocio recreativo o las relaciones sociales.

El enfoque excesivo en la productividad presiona a los trabajadores para maximizar el tiempo dedicado al trabajo o a actividades que generen beneficios tangibles, descuidando aspectos cruciales del bienestar emocional, el cuidado personal y las relaciones afectivas, que tienen otra serie de beneficios menos tangibles, pero igual o más relevantes para el individuo.

Es importante entender que el tiempo «efectivo» no debe limitarse únicamente a la productividad económica, sino que abarca una gama más amplia de experiencias y actividades que contribuyen al bienestar integral de las personas. **Valorar y equilibrar las distintas dimensiones del tiempo es fundamental para una vida plena y satisfactoria.**

Aquí aparece ya uno de los temas más controvertidos, y en mi opinión más interesantes, sobre el que vale la pena detenerse con calma a reflexionar: el tiempo de ocio. Aunque entraré con más detalle en los próximos capítulos, avanzaré una breve mención, porque en este punto del capítulo se hace indispensable.

---

[21] Martin Heidegger fue un filósofo alemán del siglo xx, en cuya obra más conocida, *Ser y tiempo*, plasmó su idea de que nuestra comprensión y experiencia del mundo está profundamente influenciada por el lenguaje que utilizamos para describirlo y pensar en él.

EL TIEMPO LIBRE NO SÓLO ES UN DESCANSO NECESARIO DE LAS RESPONSABILIDADES, SINO TAMBIÉN UN ESPACIO VALIOSO PARA EL CRECIMIENTO PERSONAL, EL BIENESTAR EMOCIONAL Y LA CONEXIÓN CON LOS DEMÁS.

Por eso, incorporar el tiempo de ocio de manera equilibrada es clave para una vida más satisfactoria y plena. El tiempo de ocio es altamente «eficaz» para nuestro bienestar general. Aunque a primera vista pueda parecer contradictorio usar tiempo de ocio de manera óptima, su efectividad radica en el impacto positivo que tiene en diferentes aspectos de nuestra vida:

- **Bienestar emocional.** El tiempo de ocio bien empleado contribuye a la reducción del estrés, el aumento de la satisfacción personal y el equilibrio emocional.
- **Creatividad y rendimiento.** Descansar y dedicar espacio a actividades que disfrutamos durante el tiempo libre puede aumentar nuestra creatividad cuando volvemos a nuestras responsabilidades.
- **Conexiones sociales.** Este tiempo nos brinda la oportunidad de fortalecer lazos con familiares, amigos o la comunidad, lo cual es fundamental para nuestro bienestar social y salud emocional.
- **Autoconocimiento y desarrollo personal.** Utilizar el tiempo de ocio para explorar intereses, *hobbies* o nuevos conocimientos puede contribuir significativamente a nuestro crecimiento personal y desarrollo.

Las expectativas sociales tienen un gran peso en el valor emocional que asignamos al tiempo. Éstas dictan cómo «deberíamos» gastar nuestro tiempo, lo que, a su vez, influye en nuestras emociones.

TEORÍA DE LOS CINCO TIEMPOS

¿POR QUÉ CINCO?

Estamos hechos de instantes.

Y de qué va exactamente todo esto, te habrás preguntado desde que tuviste el libro en tus manos. ¿Por qué cinco y no cuatro o seis? Para ser precisos, desde un punto de vista científico, no podríamos hablar de una teoría *per se*, puesto que el método científico exige una serie de condiciones y parámetros que ésta no recoge estrictamente, como son la validación empírica de las conjeturas y sus hipótesis, por medio de datos controlados y repetidos. Sin embargo, el modelo teórico que te planteo es fruto de una extensa observación y reflexión. Llamarlo teoría es casi una licencia literaria, y valga esta breve aclaración para dejar constancia de mi profundo respeto por la investigación científica, en todas sus formas y disciplinas, de la que yo misma bebo y de la que crezco continuamente, como profesional y como persona.

Como ya te comenté en la introducción del libro, el tiempo siempre ha sido un tema que me ha interesado, incluso cautivado diría, desde muchos vértices; he leído, investigado, reflexionado y escrito mucho sobre él. Ese interés se fue instalando progresivamente en una manera de mirar, leer y entender aquello que me contaban otros, y en especial mis pacientes. De algún modo me empezó a dar respuestas que parecían encajar, y resultaban válidas más allá de la narrativa concreta. No, no encontré la fórmula mágica ni la receta de la Coca-Cola. Sin embargo...

Me explico. Las personas me expresaban lo que les inquietaba o preocupaba, aquello que en aquel momento las hacía sentir de un modo u otro malestar, desasosiego, tristeza, infelicidad o estrés. Y decidí observar cómo se relacionaban con su tiempo, qué uso hacían de él, cómo lo ocupaban, lo distribuían, qué cosas hacían y cuáles no, a qué renunciaban, cómo se sentían cuando les preguntaba por todo aquello... Convine, en definitiva, introducir esa variable en la ecuación y calcular su peso y proporción.

En terapia individual, los motivos y las causas de consulta suelen ser diversos, ya que cada persona tiene sus propias circunstancias y desafíos. Sin embargo, una de las razones más comunes son los problemas de ansiedad y estrés. También es frecuente que las personas busquen apoyo para lidiar con la depresión, la tristeza, la falta de interés en actividades cotidianas o las dificultades para dormir o concentrarse. Los problemas más habituales son de autoestima en personas que presentan inseguridad, autocrítica excesiva o insatisfacción con su apariencia física. Además, los conflictos en las relaciones interpersonales, adaptarse a cambios importantes en la vida, como una pérdida significativa o un cambio de trabajo, y enfrentar traumas pasados, como abusos o accidentes, también son temas comunes que se abordan en terapia. Otros motivos de consulta a veces incluyen problemas laborales o académicos, trastornos de la alimentación y dificultades para regular emociones intensas.

Éstos son sólo algunos ejemplos, pero cada persona es única y puede presentar una combinación de éstos u otros, que requerirá una atención y un apoyo terapéutico personalizados.

Sin embargo, me di cuenta de que, independientemente del motivo inicial o principal (en psicología lo llamamos «el motivo manifiesto»)[22] por el que acudían a terapia y por el que demandaban ayuda

---

[22] Hay autores que diferencian entre motivo de consulta manifiesto (aquel que el sujeto expone como justificante de su consulta) y latente o implícito (el que verdaderamente ha alentado al sujeto a pedir ayuda psicológica), sin que éstos tengan por qué coincidir. El motivo de consulta manifiesto obedece a la interpretación que el paciente hace de su malestar (Martínez Farrero, 2006).

—y sin descuidar en ningún caso el motivo implícito u otras causas—, en todos los casos se daba una peculiar situación: había un evidente desequilibrio o desigualdad en la distribución de los espacios y los tiempos que estas personas tenían en sus vidas. Y por lo general, tampoco eran siquiera conscientes de ello.

Que se repitiera esta circunstancia en todos los casos reforzaba mi idea de la importancia del tiempo, el uso, la percepción y la disposición de éste en nuestra salud emocional, nuestra autoimagen, nuestra estabilidad, nuestro bienestar y nuestra vida en general. Y de la necesidad de buscar el modo de hallar fórmulas para encontrar ese equilibrio, herramientas para «ordenar» su día a día y afrontarlo desde una nueva perspectiva, con otra intención o disposición. Una guía que los hiciera más conscientes del momento presente y de su mayor potencial: su tiempo.

Por supuesto, no se trata de un orden aritmético ni cuadriculado, rígido o matemático, de ahí el entrecomillado. En realidad, el proceso pasaría más por tomar conciencia, por identificar esos desequilibrios, si de verdad los hubiera, y actuar sobre ellos.

Pero antes era necesario concretar muy bien cuáles eran los tiempos —los espacio-tiempos— imprescindibles, y definirlos, a fin de poderlos delimitar y diferenciarlos entre sí. Sólo de este modo podríamos después identificarlos en nuestro día a día, en nuestra realidad particular.

Imagina que vas a ordenar un armario o que vas a hacer la maleta para irte de viaje por un periodo relativamente largo. Necesitas poder extender todas tus piezas de ropa al alcance de la vista para saber qué tienes, con qué cuentas y decidir cómo vas a distribuir tu ropero, o cómo y qué vas a meter en tu maleta, ¿verdad? Tal vez te ayude separar las prendas por colores, funcionalidad, tejidos: invierno, verano, pantalones, camisetas, etcétera. Al final, cada armario o maleta será distinto, porque cada uno sabe y decide cómo quiere tenerlo, cómo le resulta más práctico o cómodo, pero el proceso en todos los casos pasará ineludiblemente por ese primer ejercicio de reconocimiento de prendas, descarte, elección, distribución y colocación.

¿Recuerdas cuando dije en el primer capítulo que le tomaría prestado al maestro Einstein su concepto espacio-tiempo? Lo haré para referirme a estos cinco «tiempos» que he definido como imprescindibles y que en realidad entiendo como espacio-tiempos, como esferas o áreas de la vida de cada uno. Es importante el matiz, puesto que el equilibrio al que siempre me referiré no alude a una cuestión aritmética exacta o equitativa, sino cualitativa, de atención de estos espacios, de estas áreas de nuestro tiempo. Es decir, lo importante es que los cinco tiempos o espacios queden atendidos en mayor o menor medida, de forma que ninguno resulte descuidado. Pero, por una cuestión lógica, es imposible que podamos dedicar un tiempo (físico, cuantitativo; en horas) idéntico a todos ellos.

La segunda cuestión importante es que, aun cuando te explique cada uno de estos espacios que he llamado «tiempos», lo haré como concepto; sólo tú podrás delimitar los tuyos propios a partir de mi definición. Porque tu armario o tu maleta y tus prendas de ropa son únicos. Por eso es tan clave el trabajo de identificación y reconocimiento que cada uno hacemos en el proceso hacia ese equilibrio que nos acerque a un mayor bienestar.

Los ejemplos que yo pueda darte en ningún caso serán determinantes. Insistiré mucho en esto, en cada caso, pues forma parte de nuestro propio proceso de reordenación y toma de conciencia de nuestro tiempo. En este punto me mueven varias motivaciones: por una parte, no pretendo, ni en este libro ni en los procesos que acompaño ni en la vida en general, aleccionar a nadie. ¡Dios me libre! No creo en fórmulas exactas, únicas ni mágicas para vivir. Pienso que cada circunstancia, cada momento y cada persona es una combinación compleja y única de variables que necesitan de una respuesta distinta en cada ocasión. Adaptarse tal vez sea la única respuesta universal. Por eso cuando sienta que me estoy acercando a dogmatizar algo, huiré de ello. Intentaré siempre (ya sabes, en el libro, en terapia o en la vida) más bien despertar tu reflexión, el pensamiento o una actitud crítica, ese pequeño impulso que te haga más partícipe de tus propias decisiones y también sus consecuencias, te alentaré siempre al intento. Pero desde el indulto del error, de la caída, del fallo o de la imperfección, por supuesto. Incluso aplaudiré que lo reconozcas y te hagas eco. Porque, por otra parte, te decía, una de las razones que me mueve es la profunda convicción de que no quiero contribuir a esta desalmada cultura del hiperindividualismo que, a la vista está, tanto daño nos está haciendo como sujetos y como sociedad, convenciéndote también yo de que «todo depende de ti y tu actitud».

Como ya mencioné en el capítulo anterior, este modelo se basa en un entorno sociocultural muy concreto, puesto que es fruto del estudio y la observación directa en pacientes y en un entorno cercano, tanto profesional como personal, de modo que eso condiciona ineludiblemente muchos aspectos; como el valor cultural del peso que ocupa el rol profesional en nuestro contexto, por ejemplo. Aunque podremos ir analizando todas las connotaciones o sesgos culturales más detalladamente a lo largo de los próximos capítulos.

Éstos son los cinco grandes tiempos dentro de los cuales se englobarían el resto de nuestras actividades y parcelas o áreas vitales:

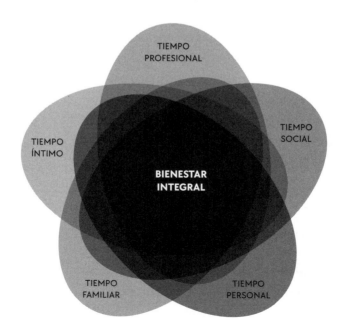

Para este otro viaje, te propongo el reto de ordenar, a tu propio criterio, este equipaje. ¡Coge la maleta, que nos vamos!

En los próximos capítulos vamos a tratar de descubrir de qué peso estamos hablando, cuánto quieres que ocupe, dónde lo vas a colocar, cómo deseas distribuirlo..., para que cargar tu maleta te resulte cómodo, llevadero, práctico y hasta gratificante, y que sólo tengas que preocuparte del destino de tu viaje y de disfrutarlo tanto como puedas.

El primer paso que se hace imprescindible es poder reconocer, identificar y, por lo tanto, diferenciar cada uno de esos espacio-tiempos en tu realidad, en tu cotidianidad. De otro modo no podrás atenderlos si no sabes evaluarlos ni diferenciarlos entre sí. Y esto que como premisa teórica parece del todo lógico y sencillo es probable-mente lo que más dificultades supuso a casi todas las personas a las que se les planteó la tarea.

El equilibrio no siempre significa igualdad de tiempo en cada área, sino más bien asegurarte de que todas las áreas importantes en tu vida reciban la atención y dedicación necesarias para tu bienestar global, según tus prioridades y necesidades. Es encontrar un punto en el que te sientas satisfecho con la atención que se le dedica a cada aspecto vital (distribuidos en los cinco espacio-tiempos), lo que contribuirá a la sensación general de bienestar y felicidad.

Identificar las áreas relevantes y la importancia relativa de cada una en la vida debe ser un proceso personal y reflexivo. Aquí van algunos pasos para ayudar a identificar estas áreas y determinar su importancia:

- **Reflexiona sobre tus propias experiencias, necesidades y valo-res.** Hazte preguntas sobre qué aspectos de tu vida te brindan más satisfacción, alegría o significado. Considera qué activida-des te energizan y cuáles te agotan.
- **Examina tus valores y prioridades, lo que consideras importante en la vida.** ¿Qué aspectos son fundamentales para ti? ¿Qué me-tas o áreas consideras esenciales para tu felicidad y bienestar?

- **Evalúa cómo te sientes en las diferentes parcelas de tu vida.** Observa si hay algún aspecto que se sienta descuidado o desequilibrado. Identifica cuáles necesitan más atención para promover un mayor equilibrio y bienestar.
- **Observa en qué áreas inviertes más tiempo y cómo te sientes al respecto.** ¿Dedicas suficiente tiempo a las áreas que consideras más importantes? ¿Estás satisfecho con la cantidad de tiempo que destinas a cada aspecto de tu vida? Reflexiona en qué inviertes menos tiempo y a qué preferirías o te gustaría poder dedicarle más.
- **Flexibilidad y ajuste.** ¿Estás dispuesto a modificar tu enfoque a medida que cambian tus prioridades o circunstancias? El equilibrio puede variar con el tiempo, así que sé flexible para adaptarte a nuevas situaciones o necesidades.

Recuerda que no hay una fórmula única para determinar la importancia de cada área de la vida. Es un proceso personal y evolutivo que requiere autorreflexión y autoconocimiento. Encontrar el equilibrio adecuado requerirá ajustes y adaptaciones constantes según las circunstancias cambiantes de la vida.

Responder qué es el tiempo profesional tal vez no resulte tan complicado, pero definir el tiempo social, diferenciarlo del personal y establecer qué es el tiempo íntimo quizá ya empiece a serlo. Todas estas y otras cuestiones las abordaremos a continuación en los capítulos que siguen.

TIEMPO PROFESIONAL

> El descanso pertenece al trabajo como los pár-
> pados a los ojos.
>
> RABINDRANATH TAGORE

Empezaremos por aquel que, muy probablemente para todos nosotros, es el que más horas nos ocupa. Sin embargo, antes déjame decirte que el orden de los capítulos no es correlativo a su importancia
o valor. Por una cuestión práctica, y para facilitarte la tarea de identificarlo sin dificultad, he decidido empezar por éste. También vacilé
algo a la hora de escoger el nombre entre «profesional» o «laboral».[23]
Sabrás que no es pequeño el matiz entre estos términos, aunque lo
parezca, y finalmente concluí que lo más idóneo era referirnos a él
como «tiempo profesional».

El tiempo profesional se define como el periodo dedicado específicamente a actividades laborales, relacionadas con el empleo o la
carrera de una persona. Esto incluye el tiempo empleado en realizar

---

[23] «Laboral» significa «relativo al trabajo». Tiene su origen etimológico en el latín *tripalium*, que era una herramienta parecida a un cepo con tres puntas o pies que se usaba
inicialmente para sujetar caballos o bueyes y así poder herrarlos. También se utilizaba
como instrumento de tortura para castigar a los esclavos o reos. Con el paso del tiempo
en latín vulgar la denominación *tripalium* comenzó a significar «fatiga», «sufrimiento»
o «penalidad» (esta denominación se asociaba normalmente a las actividades que se
realizaban en el campo y en régimen de esclavitud).
«Profesión», del latín *professio*, es la «acción y el efecto de profesar» (ejercer un oficio,
una ciencia o un arte). El uso común del concepto tiene diferentes acepciones, entre
ellas «empleo, facultad u oficio que cada uno tiene y ejerce públicamente».

tareas laborales, asistir a reuniones, participar en proyectos relacionados con el trabajo y cualquier otra actividad directamente vinculada con las responsabilidades profesionales de un individuo. El tiempo profesional puede variar según el tipo de trabajo, las expectativas laborales y las demandas de la carrera de cada persona.

La jornada laboral se refiere al intervalo de tiempo durante el cual un trabajador está contratado para desempeñar sus funciones laborales, de acuerdo con las leyes laborales y las políticas de la empresa. Por lo general, la jornada laboral incluye el tiempo que un empleado pasa en el lugar de trabajo realizando sus tareas asignadas.

La duración de la jornada laboral puede variar según el país, la industria y el tipo de empleo, pero comúnmente se establece en un número específico de horas por día, semana o mes. En muchos lugares, la jornada laboral está regulada por leyes laborales que establecen límites máximos en el número de horas que un empleado puede trabajar sin recibir compensación adicional, así como los periodos de descanso obligatorios.

Del mismo modo, la jornada laboral también puede incluir diferentes modalidades, como jornadas laborales a tiempo completo, tiempo parcial, horarios flexibles o trabajo por turnos, para adaptarse a las necesidades de la empresa. En resumen, la jornada laboral es el marco de tiempo en el cual un empleado está comprometido a trabajar según los términos de su contrato laboral.

La diferencia entre «tiempo profesional» y «jornada laboral» radica en su alcance y enfoque:

- **Jornada laboral.** Se refiere específicamente al periodo de tiempo durante el cual un empleado está contratado para trabajar según los términos de su contrato laboral. La jornada laboral incluye el tiempo que un empleado pasa realizando tareas laborales directas en el lugar de trabajo, así como también cualquier tiempo adicional requerido por la empresa, como reuniones o eventos relacionados con el trabajo. Es una medida más concreta y limitada en comparación con el tiempo profesional, ya que se enfoca en las horas específicas dedicadas al trabajo remunerado.

- **Tiempo profesional.** Hace referencia al tiempo general dedicado a actividades relacionadas con la profesión o la carrera de una persona. Esto incluye el empleado en tareas laborales específicas, así como también en actividades relacionadas con el desarrollo profesional, como capacitaciones, conferencias, actividades de *networking*, formación, ponencias, cursos, etcétera. El tiempo profesional abarca un espectro más amplio que la jornada laboral, ya que incluye todas las actividades que contribuyen al desarrollo y la práctica profesional de un individuo.

En resumen, **el tiempo profesional abarca todas las actividades relacionadas con la carrera de una persona y no implica necesariamente ni en todas ellas contraprestación económica, mientras que la jornada laboral se refiere en concreto al tiempo que un empleado pasa trabajando según los términos de su contrato laboral.**

Como ves, la elección no es arbitraria, pues en el caso que nos ocupa, por diversos factores que ahora comentaremos, dedicamos gran parte de nuestro espacio, tiempo y energía a esta parcela de nuestra vida, a lo profesional.

La percepción y el peso del rol profesional han evolucionado a lo largo de la historia, pero ciertos periodos y eventos clave han influido en su transformación hacia la importancia que tiene en la cultura contemporánea occidental.

- **Revolución Industrial.** Durante la Revolución Industrial hubo un cambio significativo en la forma en que se percibía el trabajo. La industrialización llevó a la especialización laboral y al surgimiento de nuevas profesiones. Esto creó una estructura social en la que el trabajo se convirtió en una parte central de la identidad y del estatus social de las personas.
- **Movimientos de derechos civiles y feministas.** A lo largo del siglo xx, los movimientos de derechos civiles y feministas desafiaron

las normas sociales existentes y abogaron por la igualdad de oportunidades en el ámbito profesional. Esto produjo cambios significativos en la percepción de las mujeres en el lugar de trabajo y en el reconocimiento de la importancia del trabajo doméstico y del cuidado.

- **Era de la información y la tecnología.** Con la llegada de la era de la información y la tecnología, el papel de los profesionales en campos como la informática, la ingeniería de *software* y la tecnología de la información adquirió una importancia cada vez mayor. Estos profesionales son vistos como impulsores clave de la innovación y el progreso en la sociedad contemporánea.

En cuanto a las diferencias culturales y de género:

- **Cultura.** Las actitudes hacia el trabajo y el rol profesional pueden variar significativamente entre diferentes culturas. Por ejemplo, en algunas culturas orientales, el trabajo puede estar más enfocado en el colectivo y en el cumplimiento de deberes sociales, mientras que en las culturas occidentales puede haber una mayor valoración del logro individual y la iniciativa personal.
- **Género.** A lo largo de la historia, ha habido disparidades significativas en cuanto a oportunidades y percepciones laborales entre hombres y mujeres. Aunque se han producido avances en la igualdad de género en muchos países, persisten desafíos como la brecha salarial, la segregación ocupacional y los estereotipos de género, que pueden influir en las elecciones profesionales y en la forma en que se perciben las ocupaciones y la distribución del trabajo entre hombres y mujeres.

El tiempo y la energía que dedicamos a desempeñar nuestro rol profesional puede variar según el campo laboral, las responsabilidades individuales y las expectativas culturales. Sin embargo, con la creciente conectividad digital y la disponibilidad de tecnologías que permiten trabajar desde cualquier lugar, muchas personas se encuentran constantemente conectadas al trabajo, lo que puede difuminar los límites entre la vida laboral y la personal.

Para algunos profesionales, el trabajo puede consumir la mayor parte de su tiempo y energía, especialmente en roles que requieren largas horas de trabajo, viajes frecuentes o altos niveles de responsabilidad. En contraste, otros pueden tener horarios más flexibles o trabajos que les permitan un mejor equilibrio entre trabajo y vida personal.

Por supuesto, la importancia que las personas otorgan al trabajo en comparación con otras áreas o facetas de su vida varía de un individuo a otro. Algunas personas consideran el trabajo como el aspecto más importante de sus vidas, mientras que otras priorizan las relaciones personales, la salud o las actividades de ocio. Sin embargo, el valor del rol profesional en la cultura occidental contemporánea es muy significativo, ya que se percibe lo profesional como un factor clave que contribuye al avance de la sociedad, la innovación y el desarrollo económico, además de influir en la forma en que percibimos y entendemos el mundo que nos rodea.

Lo profesional también desempeña un papel importante en la transmisión de conocimientos y valores culturales a través del trabajo de las personas y sus interacciones con la comunidad.

A nivel psicosocial, el rol profesional culturalmente también tiene un gran peso en la forma en que las personas se perciben a sí mismas y a los demás, al igual que en cómo interactúan dentro de la sociedad. Aquí hay algunas razones:

- **Identidad y autoestima.** La profesión que una persona elige o en la que se desempeña a menudo está estrechamente ligada a su identidad y autoestima. El éxito en un rol profesional puede reforzar la autoimagen positiva de alguien, mientras que lo contrario es percibido como fracaso e insatisfacción, pudiendo generar en muchos casos ansiedad o baja autoestima.
- **Estatus social.** En muchas culturas occidentales, el estatus social está vinculado al tipo de trabajo que uno realiza. Los profesionales en campos como la medicina, el derecho o la ingeniería

tienden a tener un estatus más alto que aquellos que desempeñan trabajos menos especializados. Esta percepción puede influir en las interacciones sociales y en la forma en que las personas se relacionan entre sí.

- **Sentido de propósito y realización.** El trabajo profesional puede proporcionar un sentido de propósito y realización personal. Las personas a menudo encuentran satisfacción en contribuir a su campo de especialización y en ver el impacto positivo de su trabajo en la sociedad o en su entorno más o menos inmediato. Hay una necesidad de otorgar un sentido a aquello que hacemos y necesita ser visto, que se traduzca o proyecte en un impacto directo: es la cultura laboral de los resultados (trabajo por objetivos)
- **Redes sociales y relaciones.** El rol profesional también influye en las conexiones sociales y las relaciones de una persona. Los colegas y compañeros de trabajo pueden convertirse en una fuente importante de apoyo social y camaradería. Las relaciones profesionales afectan significativamente la vida personal de alguien. Después de todo son aquellos con los que, a menudo, más tiempo pasamos.
- **Expectativas culturales.** Las expectativas culturales sobre el éxito y la felicidad a menudo están vinculadas al logro profesional. Esto crea una presión adicional sobre las personas para que persigan ciertas carreras o alcancen ciertos niveles de éxito, lo que a su vez puede influir en su bienestar psicológico.

Nuestras expectativas sobre lo que hemos de lograr en cierto tiempo pueden afectar nuestras emociones. Sentirnos presionados por alcanzar ciertas metas en un plazo determinado genera ansiedad. La cantidad de tiempo y energía dedicada al trabajo también influye en la salud mental y física de las personas. El exceso de trabajo puede conducir al agotamiento, el estrés y la falta de tiempo para actividades de autocuidado o recreativas. Por lo tanto, es importante encontrar un equilibrio saludable entre las demandas del trabajo y las necesidades personales para mantener un bienestar integral.

LAS EXPECTATIVAS SOCIALES PUEDEN MOLDEAR NUESTRA PERCEPCIÓN DEL TIEMPO AL ESTABLECER ESTÁNDARES Y NORMAS SOBRE CÓMO DEBERÍAMOS GASTARLO. ESTO, A SU VEZ, SUELE TENER UN IMPACTO EN NUESTRAS EMOCIONES AL INFLUIR EN NUESTRO SENTIDO DE LOGRO O SATISFACCIÓN EN RELACIÓN CON LA FORMA EN QUE ADMINISTRAMOS NUESTRO TIEMPO PARA CUMPLIR CON ESAS EXPECTATIVAS.

Culturalmente el rol profesional tiene un profundo impacto en la forma en que las personas se ven a sí mismas, interactúan con los demás y encuentran un significado a sus vidas. Es una parte integral de la identidad personal y social, así como de la salud psicológica y el bienestar.

En la actualidad, la percepción del trabajo, el empleo y el tiempo profesional varía según las experiencias individuales, las circunstancias personales y los valores culturales. Sin embargo, hay algunas tendencias comunes en la forma en que estas áreas son valoradas por la inmensa mayoría:

- **Satisfacción personal y realización profesional.** Muchas personas valoran el trabajo que les brinda satisfacción personal y un sentido de realización profesional. Encontrar significado en lo que hacen y sentirse comprometidos con su trabajo puede ser una parte importante de la identidad y el bienestar psicológico de las personas.
- **Estabilidad y seguridad laboral.** La estabilidad y la seguridad laboral siguen siendo importantes para muchas personas, especialmente en un contexto económico incierto. Tener un empleo seguro y estable proporciona tranquilidad financiera y emocional, así como un sentido de pertenencia y estabilidad en la vida.
- **Flexibilidad y autonomía.** La posibilidad de tener flexibilidad y autonomía en el trabajo es otro valor importante para muchos

individuos. Esto puede incluir la capacidad de establecer horarios flexibles, trabajar desde casa o tener control sobre cómo se realizan las tareas laborales.

- **Impacto social y contribución a la comunidad.** Algunas personas valoran que el trabajo les permita contribuir de manera significativa a la sociedad y tener un impacto positivo en la comunidad.
- **Equilibrio entre trabajo y vida personal.** Cada vez más personas valoran el equilibrio entre el trabajo y la vida personal. Esto implica tener tiempo suficiente para actividades fuera del trabajo, como estar con la familia y amigos, participar en *hobbies* y cuidar de la salud física y mental. Es lo que se llama conciliación (más adelante revisaremos este concepto detenidamente).

En cualquier caso, la percepción del trabajo y el tiempo profesional en la escala de valores contemporánea refleja una combinación de necesidades individuales, aspiraciones personales y valores culturales, con un énfasis creciente en la satisfacción y la realización personal, y un incipiente interés por atender el equilibrio entre trabajo y vida personal, y la contribución a la sociedad.

Ya dijimos que la sociedad moldea nuestra relación con el tiempo, pero las demandas laborales también influyen significativamente en nuestra percepción de éste. Las expectativas sociales y culturales crean patrones de tiempo, como la duración ideal del trabajo, la importancia de la puntualidad o las etapas vitales asociadas a determinadas edades.

La estructuración social del tiempo se refleja en las normas y las expectativas que rigen nuestras vidas. Por ejemplo, las horas laborales estándares establecen cuándo se espera que estemos trabajando y cuándo no. Esto influye en cómo organizamos nuestras actividades, desde las horas de sueño hasta el tiempo para el ocio o las responsabilidades familiares.

En una cultura donde a las ideas de productividad y de éxito o logro se les concede una relación casi de causa-efecto, y en la que un tercio de nuestra vida está diseñada o encaminada para «escoger» una profesión e ingresar en el mercado laboral, es de esperar que el rol profesional tenga tanto peso en la construcción de la identidad. De alguna manera hemos aprendido que trabajar y producir (o en palabras actuales: «desarrollarte», «crecer profesionalmente», «tener éxito», «ser emprendedor o hacer carrera profesional», «superarte», «hacerte a ti mismo» y mil formas más que se te ocurran de persuasión para sentirte siempre en permanente revisión o actualización de «tu mejor versión» y posibilidades) se ha convertido casi en la misión más importante que se nos encomienda, así que es de esperar que dediquemos la mayor parte de nuestro tiempo a ello y que además sintamos que así debe ser. En ocasiones la priorizamos a muchas otras necesidades y decisiones personales, incluso cuando éstas tienen un peso decisivo también en nuestras vidas.

Así, **la presión social para enfocarse en el trabajo, en lo profesional, nos conduce a una percepción del tiempo centrada en la productividad**. Esto determina cómo asignamos valor a ciertas actividades y cómo priorizamos nuestro tiempo, lo que a su vez influye en la forma en que percibimos la calidad que tiene.

Pero la sobrecarga constante, el agobio por cumplir con múltiples responsabilidades y la falta de tiempo para el descanso y el autocuidado pueden desencadenar estrés crónico. Este estrés prolongado afecta negativamente la salud física y mental, aumentando el riesgo de ansiedad, depresión, problemas cardiovasculares y trastornos del sueño.

Como ya hemos comentado, y sabemos, tecnologías como los dispositivos móviles y la conectividad constante han transformado nuestra relación con el tiempo. Si bien han facilitado la comunicación y el acceso a la información, también han creado una expectativa de estar siempre disponibles, difuminando los límites entre trabajo y vida personal. Uno de los mayores ejemplos lo encontramos en las posibilidades del llamado «trabajo en remoto» o «teletrabajo», que permite en muchos casos la opción de estar conectado y desempeñar las funciones y tareas habituales simplemente garantizando la conexión a internet desde cualquier dispositivo portátil. Sin embargo, como decimos, esto, lejos de facilitar una mejor distribución de los espacio-tiempos, contribuye a un aumento de la disponibilidad horaria y el espacio personal dedicados al tiempo profesional, en detrimento de otras parcelas de nuestra vida que pasan a ser ocupadas casi literalmente por esta nueva manera de atender nuestras responsabilidades laborales.

La habilidad para organizar, priorizar y dedicar tiempo a actividades significativas no sólo impacta en la productividad, sino también en el bienestar emocional y psicológico. Cuando se establecen rutinas y se distribuyen adecuadamente las tareas, se fomenta un ambiente más equilibrado y menos estresante. Esto contribuye a una sensación de satisfacción y a un fortalecimiento de la autoestima y la confianza en uno mismo.

Por otro lado, una mala distribución del tiempo puede generar sentimientos de agobio, culpa o fracaso. El exceso de trabajo, la falta de descanso adecuado y la incapacidad para separar la vida laboral de la personal pueden generar agotamiento emocional y físico, y derivar no sólo en problemas de salud mental como la ansiedad, la depresión o el agotamiento profesional (síndrome de *burnout*), sino también en dificultades cognitivas como problemas de concentración y toma de decisiones, cefaleas, hipertensión, trastornos gastrointestinales, enfermedades cardiovasculares e insomnio. Esta falta de descanso adecuado interfiere en el ciclo natural de sueño-vigilia, lo que de manera sostenida provoca irritabilidad, problemas de memoria, etcétera. En definitiva, un exceso de trabajo sin el descanso adecuado (y nos detendremos más tarde sobre la idea de «descanso adecuado») puede tener consecuencias negativas para la salud en múltiples ámbitos y afectar tanto a nivel físico como mental y emocional. Incluso las relaciones personales y sociales se verán afectadas, por falta de disponibilidad, algo que genera conflictos interpersonales y aislamiento.

Detengámonos en el síndrome de *burnout*, también conocido como «agotamiento laboral». Se trata de un estado de estrés crónico relacionado con el trabajo que se caracteriza por el cansancio emocional, el distanciamiento o despersonalización de las responsabilidades laborales y una disminución de la eficacia en el trabajo. Se desarrolla gradualmente como resultado de la exposición prolongada al estrés laboral y a un ambiente de trabajo exigente. Las personas que experimentan *burnout* suelen sentirse agotadas física, emocional y mentalmente. Pueden experimentar una falta de energía, motivación y concentración, así como síntomas físicos como dolores de cabeza, dolores musculares y trastornos del sueño. Además, esto los lleva a adoptar una actitud cínica o negativa hacia su trabajo y mostrar un distanciamiento emocional de las responsabilidades laborales y las personas con las que trabajan.

Este síndrome puede ser causado por una amplia variedad de factores, incluidas las altas demandas laborales, la falta de control sobre el trabajo, la falta de apoyo social y emocional en el lugar de trabajo, y un desequilibrio entre el trabajo y la vida personal. Afecta a personas en una variedad de campos y con distintos niveles de responsabilidad, desde profesionales de la salud y educadores hasta trabajadores de oficina y empleados de servicios.

Es importante reconocer los signos de un posible *burnout* y buscar ayuda si es necesario. Su tratamiento generalmente implica reducir el estrés laboral, mejorar las habilidades de afrontamiento y autocuidado, y buscar apoyo emocional y profesional cuando sea necesario.

Sin embargo, no siempre somos conscientes de esta excesiva demanda de nuestro tiempo profesional. Y simplemente la hemos normalizado e integrado como parte natural de su desarrollo y forma. Es decir, la mayoría de las personas, y esto lo he podido comprobar en consulta, cuando se refieren a «su tiempo» lo hacen para referirse al restante tras descontar las horas dedicadas e invertidas en su jornada laboral y otras responsabilidades profesionales. No contemplan que todas aquellas horas dedicadas en lo profesional les pertenezcan y no las conciben como tiempo propio, no es «su tiempo». Es curioso, pero podría darnos muchas respuestas, ¿no te parece? Llegamos a considerar que aquello que ocupa más de un tercio de nuestros días no es «nuestro tiempo».

¿Cómo es posible esta contradicción, esta paradoja? ¿La parcela de nuestra vida a la que le concedemos tanta importancia y peso, social e individual, casi un papel protagonista, y que ocupa un espacio-tiempo mayor que ninguna otra, donde se desarrollan gran parte de nuestras actividades, vínculos y conocimientos de la etapa adulta, no es «nuestro tiempo»?, ¿no nos pertenece? Piénsalo, haz la prueba tú mismo. Pregúntatelo o pregúntale a quien quieras de tu entorno, por ejemplo, ¿tienes tiempo esta semana? Seguramente, cuando alguien responde «no tengo tiempo» se refiere al que tiene después del trabajo o tal vez al que le queda libre después de atender sus otras responsabilidades.

Un inciso, cuando me refiero al tiempo como una propiedad o un capital, también yo me estoy apropiando (valga la redundancia) de una jerga capitalista o materialista. Evidentemente, en términos filosóficos el tiempo no nos pertenece, ni debería referirme a él como un capital. Sin embargo, en este caso, y en ello baso todo este trabajo terapéutico y ahora divulgativo, lo hago para devolverte una autonomía que creo que sí te pertenece. Ésa en la que dispones de tus espacios vitales con mayor conciencia, voz y protagonismo. Puestos a escoger, siempre preferiré que sea tuyo «tu tiempo» antes que de ningún otro, incluso con todas las imprecisiones conceptuales.

Mencionaba antes la idea de descanso adecuado, no por presuponer que en todos los casos habrá un exceso cuantitativo de horas dedicadas a la jornada laboral, sino precisamente por esa diferencia en la que hacía hincapié, al inicio del capítulo, entre jornada laboral y tiempo profesional. ¡Y aquí se abre un melón! El espacio que dedicamos a lo profesional no es sólo físico, no ocupa sólo unas horas, bastantes o a veces muchas, también es un espacio mental enorme. El tiempo profesional, como te apuntaba más arriba, ocupa —o invade— buena parte de nuestros días y también de nuestra energía mental. Nuestra atención y preocupación se focaliza e invierte en él. De modo que cuando hablemos de descanso adecuado no es una mera cuestión de horas, no me refiero a un lapso X de tiempo ni a un intervalo determinado o estipulado como idóneo.

El descanso adecuado es la capacidad real de dar cabida mental y emocional a otros asuntos, reservar espacio y tiempo a otras parcelas y priorizarlas también. Ahí radica el descanso y el equilibrio al que tanto me refería en las primeras páginas del libro.

Porque la forma en que distribuimos y «utilizamos» nuestro tiempo tiene un profundo impacto en nuestra salud y bienestar emocional. La distribución del tiempo no sólo se trata de cumplir con horarios, sino de encontrar un equilibrio entre las diferentes áreas de la vida. Dar cabida y atención a todas ellas en la medida de lo posible de una manera equilibrada. Esto implica que tal vez no sea equitativa, pero sí proporcional.

Déjame ahora que te cuente una anécdota sobre cómo el rol profesional, en el contexto contemporáneo, impacta en la construcción de nuestra identidad. Cuando he trabajado con grupos, en distintos formatos o proyectos, suelo repetir un ejercicio en una actividad inicial, cuando los miembros del grupo aún no se conocen entre sí. Les doy la consigna de que, antes de un determinado momento —que les indicaré debidamente—, no compartan entre ellos información personal. En todos los casos, absolutamente siempre, en todos los grupos las personas interpretan que no pueden hablar entre ellos. Sin embargo, la consigna es clara: «No compartir información personal». En ningún momento se les prohíbe hablar con el resto de los miembros del grupo hasta nuevo aviso.

A continuación, pasado un periodo determinado de tiempo, les indico que cada uno de ellos se presente al resto del grupo a partir de una palabra que ha escogido al azar de entre muchas que les ofrezco en pequeños papelitos doblados en un bol. Las palabras suelen ser sustantivos aleatorios referidos a objetos, colores, lugares, a veces emociones, etcétera. Este pequeño juego los desafía a no poder presentarse ante los demás de la manera habitual: «Hola, soy Iván y soy periodista...»; «Soy Ana, tengo treinta y seis años y trabajo como enfermera...».

Por el contrario, si Iván o Ana cogieron un papelito que decía «espejo», «mar», «escalera» o «miedo»..., deberán presentarse al resto de sus compañeros a partir de lo que esa palabra cuente de ellos, es decir, desde lo que sean capaces de narrar identificándose con ella. Lo que les evoque o provoque, lo que les recuerde o lo que signifique en su vida, en su universo simbólico, incluso si no les dice nada. Como se trata de una dinámica grupal de rueda de presentación no disponen de demasiado tiempo para pensarlo, lo que les permite ser bastante espontáneos y que el filtro de la censura los pille desprevenidos. También asombrados y descolocados, fuera de control.

De esto se pueden extraer unas cuantas, si no conclusiones, impresiones bastante interesantes. La primera y más evidente es la dificultad que tenemos para mostrarnos ante los demás y relacionarnos con ellos despojándonos del «yoísmo». Es asombroso que, ante la consigna de no dar información personal, nos sentimos amordazados y faltos de palabra para comunicarnos e interrelacionarnos. ¿Todo cuanto tenemos que contar parte de nosotros? Esta primera reflexión, aun no siendo el tema que nos ocupa, quería señalarla y dejarla aquí por si quieres pensar sobre ella y llevártela en el bolsillo.

La segunda y directamente conectada con lo que venimos tratando durante todo el capítulo es la idea de cómo de asumido e integrado tenemos el rol profesional que forma casi toda nuestra identidad, al menos cuando queremos mostrarnos ante los demás. Algunas personas sienten verdadero vértigo por no poder referirse a ellas mismas desde su estatus establecido, como si éste fuera un dique de contención que los comprende y les da sentido y a la vez los calma. Fuera de ahí se sienten emocionalmente perdidos. Si su rol-identidad profesional no opera casi como un apellido cosido a su nombre, se sienten desnudos y les cuesta decir quiénes son o qué son, al menos en una situación de interacción social. Y esto es muy significativo y revelador.

Con todo lo leído hasta ahora, ¿te resulta fácil identificar y diferenciar tu tiempo profesional? ¿Sabrías decir el espacio-tiempo que ocupa y le dedicas? ¿Eres capaz ahora de reconocerlo también como tiempo propio? ¿Cómo de importante es para ti y cómo cumple tus expectativas? ¿Son tuyas esas expectativas o te vienen dadas?

Me gustaría aquí hacer hincapié en que, tanto en la detección de éste o de los otros tiempos, eres tú y debes ser sólo tú la única persona que decida qué lo delimita y qué lo define. Qué entiendes que conforma tu tiempo profesional, su relevancia, sus componentes, sus intervalos y la energía que decides invertir en él, así como las motivaciones últimas que tenga para ti. No hay juicio de valor más allá del descriptivo cometido que he planteado. Es decir, igual de loable será que la motivación sea económica, de realización personal...; lo importante es que realmente reflexiones y puedas discernir que es tuya y no te viene dada o inducida por tu entorno (aunque ninguno podemos escapar nunca al cien por cien de él), por presiones externas o por cumplir expectativas ajenas. En ese caso, espero que también puedas llegar a identificarlo a partir de ahora, habiendo reflexionado sobre ello desde esta otra perspectiva.

Lo que tú delimites que comprende tu tiempo profesional estará bien. La finalidad, como te dije al inicio y así será en todos los casos, es poderlo identificar y diferenciar. Pero también saber y tener claro lo que nos supone y aporta. Si tuviéramos que hacer uso de esa misma jerga de la que reniego y huyo me referiría en términos de «coste y beneficios». Pero ya sabes que prefiero, aun tratándose de lo laboral y profesional, darle un sentido global más humanista y que lo valores con una mirada cualitativa en el conjunto de tu vida, como prioridades y necesidades. ¿Cuáles cumple? ¿Te satisface?

TIEMPO SOCIAL

Nadie se realiza en la soledad. El hombre necesita
un prójimo para encontrarse a sí mismo.

MARTIN BUBER

Éste es el segundo de los grandes tiempos que te presento de mi
modelo teórico de los cinco tiempos: el «tiempo social». Lo cierto es
que su nombre llama a engaño, no es tan sencillo de identificar como
a *priori* pudiera parecer, por esa misma razón decido introducirlo a
continuación del tiempo profesional y te diré por qué.

Como te decía en el capítulo anterior, es tanto el espacio y el
tiempo que el trabajo nos ocupa en la etapa adulta (más de dos
tercios de nuestra vida de promedio) que buena parte de nuestros
vínculos, interacciones y conocimientos se desarrollan en el entorno laboral. Esto hace, en muchísimos casos, que el espacio-tiempo
social y el profesional se confundan y/o solapen, algo que dificulta el
equilibrio al que debemos aspirar y por el que estamos trabajando
en este libro, para lograr una mayor estabilidad, calma, salud mental,
emocional y sensación de bienestar integral.

De hecho, es a partir de ahora cuando todo se nos complica.
Y empezará a ser más difícil discernir con cierta claridad el resto
de los espacios y los tiempos. Y precisamente ahí radica el reto y la
gracia, el «éxito» (si me permites las comillas) de poner en práctica
todo esto. Pero calma, te garantizo que se puede, que el resultado
está testado y que merece la pena el esfuerzo.

¿Por qué digo que se nos complica? Bueno, sencillamente porque en la actualidad todo el aparato social e institucional está diseñado para diferenciar tan sólo entre dos grandes espacios: la vida profesional y la vida personal. Ésta es la gran disyuntiva que se nos permite y plantea, como si sólo existieran estas dos parcelas. Pero, por ahora, dejémoslo ahí.

La teoría del tiempo social se centra en cómo el tiempo se experimenta, se estructura y se comparte en el ámbito social, explorando cómo las interacciones sociales, los rituales, las normas y las expectativas influyen en la percepción y la organización temporal de los individuos en la sociedad. Esto es, cómo las personas coordinan y sincronizan sus actividades temporales en contextos sociales, así como la construcción de significados y valores compartidos en relación con el tiempo dentro de un grupo o comunidad.

¿Por qué éste debe ser sin dudarlo uno de los cinco tiempos indispensables para nuestro equilibrio y bienestar emocional? Porque los vínculos y el tiempo social juegan un papel crucial en el desarrollo emocional de una persona desde una edad temprana, durante la etapa adulta y hasta el final de su vida.

Los lazos entre personas son esenciales para el desarrollo psicológico y la estabilidad emocional al proporcionar apoyo, un sentido de pertenencia, la reducción del aislamiento, el desarrollo de habilidades sociales y la regulación emocional. Fomentar y mantener relaciones saludables con los demás es crucial para el bienestar emocional y la calidad de vida en general. Por eso **cultivar y cuidar el espacio y tiempo social es fundamental**.

SOMOS ANIMALES SOCIALES. LOS VÍNCULOS SOCIALES Y LAS CONEXIONES AFECTIVAS SON ESENCIALES PARA EL DESARROLLO EMOCIONAL PORQUE INFLUYEN EN LA FORMACIÓN DEL APEGO, PROMUEVEN LA INTELIGENCIA EMOCIONAL Y PROPORCIONAN APOYO Y OPORTUNIDADES DE APRENDIZAJE SOCIAL A LO LARGO DE LA VIDA.

Los vínculos sociales proporcionan un sistema de apoyo emocional que puede ayudar a las personas a sobrellevar el estrés, afrontar los desafíos y superar los momentos difíciles. Tener amigos y otros vínculos sociales significativos, o seres queridos con quienes compartir experiencias y emociones, puede brindar consuelo, aliento y seguridad emocional, porque ayuda a crear un sentido de pertenencia y conexión con los demás. **Sentirse parte de una red social o comunitaria puede ayudar a las personas a sentirse valoradas, aceptadas y comprendidas, lo que contribuye a una mayor autoestima y bienestar emocional.**

La conexión con los demás permite reducir el sentimiento de soledad y aislamiento, que suelen tener un impacto negativo en la salud mental y emocional. Por tanto, la interacción social frecuente nos brinda oportunidades para el contacto humano, la comunicación y el establecimiento de relaciones significativas.

Además, los vínculos sociales ofrecen oportunidades para desarrollar y practicar habilidades sociales, como la comunicación, la empatía, la resolución de conflictos y la cooperación. Estas habilidades son fundamentales para establecer y mantener relaciones saludables a lo largo de la vida. La presencia de vínculos sólidos puede ayudar a regular las emociones y proporcionar un entorno seguro para expresar sentimientos y experiencias difíciles.

El psicólogo John Bowlby[24] propuso la teoría del apego, que sostiene que los bebés forjan vínculos emocionales con sus cuidadores primarios, lo que influye en su desarrollo emocional y social a lo largo

---

[24] John Bowlby fue un destacado psicoanalista y psiquiatra británico, conocido principalmente por su trabajo pionero en el campo del apego y del desarrollo infantil. Bowlby desarrolló la **teoría del apego**, que sostiene que los seres humanos tienen una necesidad innata de establecer vínculos emocionales seguros que proporcionan un sentido de seguridad y protección que influye en el desarrollo de la autoestima, la confianza en sí mismos y las relaciones interpersonales a lo largo de la vida.

La teoría del apego de Bowlby ha tenido un profundo impacto en campos como la psicología del desarrollo, la psicología clínica y la psicoterapia. Su enfoque en la importancia de las relaciones tempranas y el apego seguro ha influido en la forma en que los padres, los cuidadores y los profesionales de la salud mental comprenden y abordan las necesidades emocionales de los niños y las personas a lo largo de la vida.

de la vida. Estudios como el realizado por Mary Ainsworth[25] y sus colegas sobre la teoría del apego han demostrado que los bebés seguros en sus relaciones con los cuidadores tienden a desarrollar una mayor confianza en sí mismos y en los demás, así como una mayor capacidad para regular sus emociones.

En términos de salud mental, numerosos estudios, como los realizados por la Asociación Estadounidense de Psicología (APA, por sus siglas en inglés), han concluido que la falta de relaciones sociales y el aislamiento pueden aumentar el riesgo de depresión, ansiedad y otros problemas emocionales. Por otro lado, la calidad de las relaciones sociales se ha asociado con una mejor salud emocional y una mayor satisfacción con la vida.

Son numerosos los autores que han investigado la relación entre el tiempo social y la salud mental.[26]

La cultura actual, caracterizada por un ritmo frenético de actividad, la falta de tiempo, el estrés y las conexiones digitales constantes, puede tener un impacto significativo en nuestros vínculos sociales y, por ende, en nuestra estabilidad emocional y psicológica, al

---

[25] Mary Ainsworth fue una destacada psicóloga del desarrollo. Basándose en sus observaciones en su diseño experimental llamado «situación extraña», identificó tres estilos principales de apego infantil: seguro, evitativo y ambivalente (o resistente). Sus investigaciones han proporcionado una base sólida para comprender la importancia de las relaciones tempranas en la salud mental y el bienestar a lo largo de la vida.

[26] Julianne Holt-Lunstad es una psicóloga social cuya investigación se centra en el impacto de las relaciones sociales en la salud y el bienestar. Su trabajo ha destacado la importancia de las conexiones sociales para la salud mental y física.
Estudio de la Asociación Estadounidense de Psicología (APA) sobre aislamiento social: la APA ha publicado varios estudios que destacan los efectos negativos del aislamiento social en la salud mental, incluyendo un mayor riesgo de depresión y ansiedad.
Estudio de House, Landis y Umberson (1988): este estudio encontró una asociación entre la falta de relaciones sociales y un mayor riesgo de mortalidad, sugiriendo que el apoyo social puede tener efectos protectores para la salud mental y física.
Robert Putnam es un sociólogo conocido por su trabajo sobre el declive del capital social en Estados Unidos. Su libro Solo en la bolera examina cómo el declive de la participación en actividades sociales y comunitarias puede tener consecuencias negativas para la salud mental y el bienestar.
Estudio de Hawkley y Cacioppo (2010): esta investigación concluyó que el aislamiento social está asociado con un mayor riesgo de enfermedad cardiovascular, depresión y disfunción cognitiva, resaltando la importancia de las conexiones sociales para la salud mental y física.

reducir el tiempo disponible para relaciones personales significativas y promover conexiones más superfluas que aumentan la fatiga y el aislamiento emocional. Esta falta de tiempo para cultivar relaciones sociales sólidas, debido principalmente a una mala distribución del tiempo, alteran negativamente la salud emocional.

Partiendo de que las interacciones sociales influyen en la percepción individual del tiempo de calidad (es decir, que las interacciones con otros, especialmente en el contexto social, impactan en nuestra experiencia), a menudo éste suele ser percibido por nosotros mismos como un espacio de mayor valor para nuestro bienestar respecto al resto.

La importancia de tener una vida social radica en su impacto positivo en la felicidad y la salud mental, así como en el bienestar emocional en general. Priorizar las conexiones sociales y dedicar tiempo a cultivar relaciones significativas tiene importantes beneficios para la calidad de vida y el bienestar psicológico, como la reducción del estrés, la mejora del estado de ánimo, la prevención de enfermedades mentales y el fortalecimiento de la autoestima y la resiliencia, entre otros.

Como sabemos, ciertamente la cultura occidental tiende a tener un enfoque individualista en comparación con otras, y esto influye en la forma en que se perciben y practican las relaciones sociales. El individualismo se caracteriza por enfatizar la autonomía, la libertad personal y el logro individual, lo que a veces lleva a una mayor valoración de la independencia y la autodeterminación sobre las conexiones sociales. Sin embargo, es importante destacar que el individualismo no significa necesariamente que las relaciones sociales sean menos importantes o valoradas. De hecho, en la cultura occidental, las relaciones personales y las conexiones sociales aún se consideran aspectos vitales para el bienestar emocional y la calidad de vida.

Así pues, aunque pueden tener un enfoque individualista, las personas todavía buscan y valoran las relaciones significativas y el apoyo emocional que éstas brindan. Muchos aspectos de la vida cotidiana, como la participación en actividades sociales, el trabajo en equipo en el ámbito laboral y el mantenimiento de relaciones personales cercanas reflejan la importancia continua de las conexiones sociales. Esto nos indica, pese a la fuerte influencia de todo un sistema cultural, el gran peso e importancia que tienen aún las relaciones, los vínculos y el tiempo social.

Las conexiones sociales siguen siendo una parte integral del bienestar emocional y la calidad de vida en la cultura occidental, si bien pueden manifestarse de manera diferente en comparación con culturas más colectivistas.

Los puntos clave, pues, son estos:

- **Apoyo emocional.** Las relaciones sociales sólidas proporcionan un importante sistema de apoyo emocional. Contar con amigos y personas en quienes confiar durante momentos difíciles puede ayudar a reducir el estrés y a aumentar la sensación de seguridad y bienestar emocional.
- **Sentido de pertenencia.** La participación en actividades sociales y la interacción con otros nos brindan un sentido de pertenencia y conexión con la comunidad. Sentirse parte de un grupo social puede aumentar la autoestima y la satisfacción con la vida.
- **Reducción del aislamiento.** La soledad y el aislamiento social están asociados con un mayor riesgo de depresión, ansiedad y otros problemas de salud mental. Mantener conexiones sociales activas puede ayudar a prevenir estos problemas al proporcionar compañía y apoyo emocional.
- **Oportunidades de diversión y recreación.** Pasar tiempo con amigos y seres queridos nos brinda la oportunidad de disfrutar de actividades placenteras y relajantes, lo cual es fundamental para mantener un equilibrio emocional y prevenir el agotamiento.
- **Desarrollo de habilidades sociales.** La interacción social nos permite practicar habilidades de comunicación, empatía y resolución de conflictos, lo que contribuye al desarrollo de relaciones más satisfactorias y saludables.

Una vez tenemos clara la relevancia de las relaciones sociales en nuestro desarrollo psicológico y estabilidad emocional, es importante diferenciar y delimitar el tiempo social y las relaciones sociales del tiempo familiar y el tiempo personal para sostener un equilibrio saludable entre diferentes aspectos de la vida y mantener nuestras necesidades emocionales bien identificadas y atendidas. Y, como te dije, seré reiterativa en este aspecto, porque en la práctica te resultará mucho más difícil de delimitar de lo que sobre el papel parece.

EL TIEMPO SOCIAL SE REFIERE A LAS ACTIVIDADES QUE REALIZAMOS EN COMPAÑÍA DE OTRAS PERSONAS FUERA DE NUESTRO CÍRCULO FAMILIAR Y PROFESIONAL.

Establecer límites claros entre el tiempo social, que incluye actividades y relaciones fuera del ámbito familiar y personal, puede ayudar a evitar que éste invada los otros tiempos y viceversa. Planificar actividades específicas, como salir con amigos, y participar en labores comunitarias o recreativas ayudará a diferenciar el tiempo social de cualquier otro espacio y a fortalecer los vínculos sociales y las relaciones interpersonales.

TIEMPO FAMILIAR

El lugar donde nacen los niños y mueren los hombres, donde la libertad y el amor florecen, no es una oficina ni un comercio ni una fábrica.

GILBERT KEITH CHESTERTON

¿Seguimos? Vamos añadiendo capas o dimensiones a esta pequeña madeja. Ya te dije que se iría complicando. Si hasta ahora te resultó más o menos sencillo diferenciar el tiempo y espacio profesional del social, veamos dónde y cuánto ocupan el familiar, el personal y el íntimo. Recuperemos la maravillosa dicotomía que te mencioné, que recoge el sistema para hablar de conciliación: la vida profesional versus la vida personal.

Pero antes de detenernos en el concepto de conciliar, pensemos qué significa para ti el «tiempo familiar». Ya sabes que aquí importa —de nuevo—, casi más que en ningún otro, si cabe, lo que tú decides que es familia, tu familia. La definición y delimitación sólo la dibujas tú. Y del mismo modo, el valor y el peso que merece, así como el tiempo y espacio que le quieres conceder en tu vida a ese aspecto.

La teoría del tiempo familiar se enfoca en cómo las rutinas, los roles, las interacciones y los eventos dentro de la familia influyen en la percepción, organización y vivencia del tiempo por parte de sus miembros. Examina cómo la estructura temporal en el contexto familiar afecta la manera en que se distribuyen las actividades, se construyen las relaciones y se establecen las dinámicas dentro del núcleo familiar.

Así, no habrá un modelo adecuado de familia ni tipo o estereotipo ideal. Por lo menos no para mí. Desde mi punto de vista todos son válidos, mientras cada quien así lo sienta y perciba. Siempre y cuando ese sea el espacio donde tú te sientas a salvo, donde puedas expresarte y sentirte cómodo, pleno, protegido y correspondido, el entorno familiar será aquel que percibas con afecto, en el que ser y al que poder volver siempre. Los vínculos familiares pueden o no ser consanguíneos. Pero indistintamente de ello, por lo general suelen tener una naturaleza diferente a cualquier otro tipo de vínculo afectivo. Esto tiene que ver con aspectos como la historia compartida versus la historia construida, la proximidad emocional versus la elección, etcétera.

En cuanto a las características y diferencias entre historia compartida e historia construida en relación con los vínculos familiares, la **historia compartida** se refiere a las experiencias y eventos que todos los miembros de la familia han vivido juntos, como tradiciones familiares, recuerdos compartidos y valores transmitidos a lo largo del tiempo. Mientras que la **historia construida** se refiere a las narrativas personales de cada individuo dentro de la familia, que pueden estar influenciadas por experiencias únicas, percepciones y relaciones personales.

En cuanto a la proximidad emocional versus elección, la **proximidad emocional** se refiere al grado de conexión emocional y afecto entre los miembros de la familia, que puede estar influenciado por la cantidad de tiempo pasado juntos, la calidad de las relaciones y la capacidad de comunicación. Por otro lado, la **elección** se refiere a las decisiones conscientes que los individuos toman en relación con sus lazos familiares, como mantenerse en contacto, establecer límites saludables o incluso distanciarse de ciertos miembros de la familia por razones personales.

En resumen, **la historia compartida y construida, junto con la proximidad emocional y la elección son aspectos clave que influyen en la dinámica y la fuerza de los vínculos familiares.**

Durante los cinco primeros años de vida se establecen las principales conexiones neuronales y el mayor número de aprendizajes, no sólo cognitivos y motores, sino también emocionales. Tanto que en buena medida condicionarán el resto de las relaciones, afectos, desarrollos y aprendizajes que se den en nuestra vida adulta.

En mi opinión, lo realmente importante en la crianza es el **vínculo**. Un vínculo estable, sólido y coherente, lo que llamamos «apego seguro». Poder crecer en un entorno que garantice tu integridad física a la par que tu capacidad de explorar, experimentar y aprender. **Es en el grupo, en el núcleo más cercano, donde se construirán las estructuras de nuestro desarrollo emocional y psicológico.** Sin importar que nuestro cuidador principal sea hombre, mujer, uno, una o dos. Mientras se den las condiciones ambientales óptimas, estarán garantizadas las necesidades esenciales de un desarrollo emocional apropiado, y la relación afectiva será en cada caso única y distinta. Los niños tienen una capacidad tan asombrosa como innata de adaptarse, así como de asimilar las experiencias con las que conviven.

A medida que la sociedad sea capaz de integrar todos los modelos y variantes de familia, éstas serán realidades naturales. «Familia» y «hogar» son dos conceptos en realidad intangibles que trascienden la consanguinidad y la delimitación física que habitamos.

FAMILIA Y HOGAR SON AQUEL LUGAR EN EL QUE CRECEMOS Y AMAMOS. SINTIÉNDONOS AMADOS TAMBIÉN. Y LA VIDA ES CRECER CADA DÍA.

Evidentemente, hago énfasis en este aspecto, porque puede darse el caso de que tu familia biológica (no la elegida o creada por ti) no reúna estas características, no cumpla esas funciones, ni pueda garantizar todo esto que resulta indispensable para un desarrollo y un equilibrio emocional integral. En tal caso, no tienes por qué estar obligado ni obligada a pasar tiempo con esa familia. Sin embargo, sí es importante que antes o después ese aspecto de tu vida (ya sea porque has podido hacer un trabajo personal en terapia, porque has podido formar tu propia familia o sanar las heridas emocionales con tu familia de origen) no quede desatendido, junto con los demás, los otros cuatro tiempos.

En cualquier caso, una vez más es significativo señalar que se trata de un tiempo y un espacio de calidad. No es una cuestión numérica, de horas, de «fichar». Por eso aquí **el trabajo de reflexión personal para identificar tu tiempo familiar requerirá que seas capaz de distinguir entre éste y el tiempo doméstico.** Aunque suelen convivir a menudo, no deben confundirse. Y ése suele ser el error principal y más frecuente que cometemos: mezclar y embarullar lo familiar con lo doméstico, perdiendo así todo espacio de calidad, equivocando la responsabilidad con la atención, la obligación con el placer, la tarea con el afecto, la orden con el recreo.

Hay muchos modelos de familia, y no seré yo, ni es el cometido de este capítulo, quien entre a describirlas o enumerarlas. Para mí todas son válidas, pero en aquellos casos en los que coincide la familia que uno determina con la que convive, el tiempo familiar no debe ser el que pasamos en casa atendiendo las obligaciones domésticas. Es decir, en aquellos supuestos en donde coincida nuestro núcleo familiar (aquel que hemos definido) con las personas y/o animales con que convivimos, debemos aprender a delimitar y diferenciar muy bien el espacio-tiempo familiar del doméstico, esto es, el tiempo que pasamos estrictamente en casa y las tareas domésticas del día a día, su rutina y obligaciones.

EL TIEMPO FAMILIAR SIEMPRE DEBERÁ SER DISTINTO NECESARIAMENTE DEL TIEMPO DOMÉSTICO.

¿Por qué? Pues porque todo esto va de atender espacios temporales de calidad, esferas y parcelas de tu vida que debes cuidar emocionalmente para sentir que hay un equilibrio que te aporta calma y bienestar. Que no hay algo descompensado y que no aciertas a saber qué es, pero que tu cuerpo traduce con síntomas como ansiedad, insomnio, malestar, irascibilidad o cientos de otras expresiones conductuales para dar salida inconsciente a tus emociones, diciéndote que «algo no está bien», y que tú verbalizas diciendo que no eres feliz.

Una de las mayores fuentes de insatisfacción que suelo encontrarme en consulta es fruto de esta confusión, a veces tan simple y sin embargo tan dolorosa. Y tú, ¿te lo has preguntado? ¿Cuánto tiempo has estado confundiendo tu tiempo familiar con tus obligaciones domésticas? A menudo, esa maraña de espacios y roles ahoga y confunde.

De ahí mi insistencia a lo largo de todo el libro en plasmar que cuando hablamos de «atender los tiempos» no se trata de una cuestión cuantitativa, ni equitativa, sino **cualitativa y emocional**. Se trata de no descuidar, no desatender ningún espacio, ninguna área o parcela indispensable para nuestro equilibrio y salud mental.

Y creo que éste sí es un buen momento para retomar ese debate de la dicotomía sistémica entre los tiempos (profesional versus personal) y el propio concepto de «conciliación».

Con cierta trampa dialéctica, por cierto, se engloba todo en estos dos únicos espacios. A partir de esa premisa, como mencioné antes, surge por primera vez el concepto de «conciliación laboral».[27]

El término «conciliación» en nuestra cultura esconde la compleja lucha por equilibrar las exigencias del trabajo y las responsabilidades

---

[27] La conciliación laboral, también conocida como «conciliación trabajo-vida personal», comenzó a surgir en las décadas de los setenta y los ochenta del siglo pasado como respuesta a los cambios en la estructura familiar y las tendencias laborales. A medida que más mujeres ingresaban en el mercado laboral y las familias adoptaban nuevas dinámicas, surgió la necesidad de abordar cómo equilibrar las demandas del trabajo con las responsabilidades y el tiempo dedicado a la familia, el cuidado personal y otros aspectos de la vida. En muchos países industrializados, este periodo se caracterizó por cambios significativos en las políticas laborales y sociales para abordar estas preocupaciones. Se introdujeron políticas de licencia parental, permisos por motivos familiares, horarios flexibles y otras medidas destinadas a ayudar a los trabajadores a equilibrar sus responsabilidades laborales y familiares.
A lo largo de las décadas siguientes, el concepto de «conciliación laboral» ha seguido evolucionando en respuesta a cambios adicionales en la fuerza laboral. En la actualidad, la conciliación laboral es un tema importante en los debates sobre políticas laborales y sociales en muchos países, y las empresas están adoptando cada vez más prácticas y políticas que apoyan el equilibrio entre el trabajo y la vida personal de sus empleados.

familiares, y resalta la importancia de políticas laborales y sociales que promuevan un equilibrio más saludable entre estas esferas de la vida.

Existen expectativas sociales sobre la conciliación que pueden generar presión para cumplir simultáneamente con múltiples roles, como el de trabajador, padre/madre, pareja, cuidador, etcétera.

Sin embargo, este concepto de conciliación tiende a descuidar o pasar por alto algunas otras esferas importantes de la vida.

A MENUDO, LA CONCILIACIÓN SE ENFOCA EN EL EQUILIBRIO ENTRE EL TRABAJO Y LA FAMILIA, DESCUIDANDO LA IMPORTANCIA DEL BIENESTAR EMOCIONAL Y LA SALUD PERSONAL DE CADA INDIVIDUO.

La búsqueda de tiempo para el crecimiento personal, la educación continua, la exploración de pasatiempos o intereses personales también se deja de lado en el marco de la conciliación entre trabajo y vida familiar, excluyendo el tiempo para la participación en actividades comunitarias, voluntariado u otros compromisos sociales que pueden ser importantes para algunas personas. La necesidad de tiempo para relajarse y descansar adecuadamente, con independencia de las responsabilidades laborales o familiares, quizá no reciba la atención necesaria dentro del concepto de «conciliación».

En general, aunque la conciliación entre trabajo y vida familiar es crucial, resulta importante reconocer que el equilibrio en la vida abarca múltiples aspectos más allá del trabajo y la familia.

Por eso, para que el discurso de la conciliación sea real y pleno, debería incorporar:

- **Enfoque integral.** Reconocer que la conciliación no se limita sólo al trabajo y la familia, sino que abarca todas las áreas importantes de la vida, incluyendo el autocuidado, el desarrollo personal, las relaciones sociales y el descanso.

- **Flexibilidad laboral.** Promover políticas laborales que permitan una mayor flexibilidad en los horarios de trabajo, el teletrabajo, las licencias parentales y otras medidas que faciliten el equilibrio entre la vida laboral y personal.
- **Apoyo a la salud mental.** Incluir recursos y programas de apoyo para la salud mental en los entornos laborales y comunitarios. Esto podría abarcar desde servicios de asesoramiento hasta iniciativas que fomenten un ambiente laboral menos estresante.
- **Educación sobre la conciliación.** Promover la educación y la conciencia sobre la importancia de la conciliación en todas las etapas de la vida, desde el ámbito escolar hasta el laboral, incluyendo estrategias prácticas para lograr un equilibrio saludable.
- **Valoración del tiempo personal.** Reconocer y valorar el tiempo personal como un componente esencial para el bienestar integral, alentando la gestión efectiva del tiempo para el autocuidado y el desarrollo personal.
- **Apoyo comunitario.** Fomentar el apoyo comunitario para crear entornos que apoyen la conciliación como servicios de cuidado infantil accesibles, espacios de recreación y la promoción de redes de apoyo social.

UN DISCURSO DE CONCILIACIÓN REAL Y PLENO DEBE IR MÁS ALLÁ DEL EQUILIBRIO ENTRE TRABAJO Y FAMILIA, ABARCANDO TODOS LOS ASPECTOS IMPORTANTES DE LA VIDA Y PROMOVIENDO POLÍTICAS Y PRÁCTICAS QUE APOYEN UN EQUILIBRIO SALUDABLE Y SATISFACTORIO EN TODAS LAS ÁREAS.

Otro de los, a mi parecer, grandes sesgos o errores respecto a este discurso, que también la sociedad en conjunto hemos integrado al hablar de familia, es la confusión con las —mal— llamadas «cargas» familiares (qué horror de expresión y cuánta connotación cultural encierra, ¿no te parece?) para referirnos normalmente a los hijos o la descendencia en el núcleo familiar. Como ya he dicho, no entraré a detallar las razones por las que valido todos los modelos de familia, pero sí debo aclarar que defiendo y entiendo la custodia de este tiempo familiar —este espacio-tiempo— independientemente de si convives con uno, dos, tres, cinco o ningún miembro en un mismo espacio. Porque eres monoparental, vives con tus mascotas, solo o sola, o con tu familia bajo otro techo. Nada de eso varía todo lo dicho en cuanto a la aplicación de mi «teoría» y sus beneficios para una mejoría en tu calidad de vida y bienestar emocional.

Con todo lo leído hasta ahora, ¿te resulta fácil identificar y diferenciar tu tiempo familiar? ¿Sabrías decir el espacio-tiempo que ocupa y que le dedicas? ¿Eres capaz ahora de reconocerlo también como un tiempo distinto, diferenciado del doméstico? ¿Cómo de importante es para ti y cómo o cuánto cumple tus expectativas? ¿Son tuyas esas expectativas o te vienen dadas?

TIEMPO PERSONAL

El bienestar de cada uno de nosotros está ligado al bienestar de todos los demás.

DALÁI LAMA

En este punto, con todo lo leído hasta ahora, tal vez te preguntes: «¿Y cuál es o qué espacio me queda para el tiempo personal?». Ya te dije que la cosa se iría complicando, pero también para mí, que tengo que tratar de explicártelo sin condicionarte ni hipotecar el tuyo.

Aquí, una vez más, llamarlo «personal» era un riesgo y un atrevimiento, porque por definición, y siendo coherente con mi postura, todo «nuestro tiempo» es personal. Eso resulta válido si uno lo piensa respecto al tiempo de los demás, pero si lo entendemos respecto a las otras parcelas o ámbitos —o espacios— de nuestro propio tiempo, verás que tiene mucho más sentido referirnos a éste como personal.

El personal será entonces aquel tiempo que no es ni ocupa lo profesional, y que tampoco dedicamos a lo familiar.

¿Ejemplos? Esta maleta es tuya, no te valdrán mis prendas, por muy bien que yo las disponga y ordene. No tendremos las mismas necesidades, tal vez ni siquiera usemos la misma talla o no tengamos los mismos gustos. Además, el destino de tu viaje también lo escoges tú.

Podría hacer una lista de posibles actividades para practicar en tu tiempo personal, pero eso ¿de qué serviría? Insisto, lo importante, como te vengo diciendo, es que seas tú quien determine y delimite cuál es tu tiempo personal, quién lo ocupa y qué hacer en él; sólo así será significativo.

Puedo, a lo sumo, darte algunas indicaciones de cómo ahorrar espacio en la maleta, de cómo «optimizar» el que tienes o cómo conseguir que la ropa llegue lo menos arrugada posible, que sea más práctica si acaso, que pese menos tal vez y te resulte más cómoda cargarla.

Ya hemos dicho en varias ocasiones en lo que llevamos de libro que el ritmo acelerado de la vida actual puede hacer que las personas tengan menos tiempo disponible para dedicarlo a las relaciones personales de calidad. El trabajo prolongado, las actividades extracurriculares, los compromisos familiares y otras responsabilidades dejan poco espacio para interactuar de manera significativa.

Si bien las tecnologías nos permiten estar constantemente conectados, estas conexiones a menudo son superficiales y carecen de la profundidad y la intimidad de las interacciones presenciales. Las redes sociales y las comunicaciones digitales pueden promover una sensación de conexión permanente, pero ésta es superficial y a menudo no sustituye la satisfacción emocional y psicológica de las relaciones personales con «contacto y piel», donde la interacción y el intercambio es directo, inmediato y real. Aunque la tendencia nos lleva a confundir cada vez más este tipo de conexiones con «relaciones íntimas reales» y las consiguientes consecuencias en el estilo de apego, compromiso, comunicación y expresión afectiva, como veremos más adelante.

A la vez, el ritmo de la vida actual, combinado con la presión constante para estar siempre en línea y disponible, incrementa la sensación de «no llegar» y de continuo agotamiento. El estrés crónico puede afectar negativamente nuestra capacidad para relacionarnos con los demás, disminuyendo nuestra paciencia, empatía y disposición para comprometernos en relaciones significativas.

Las relaciones personales han cambiado drásticamente. La comunicación se ha vuelto más rápida, pero también más superficial en muchos casos. Con la presión de responder de inmediato se pierde la profundidad en las conversaciones, el tiempo para reflexionar, comprender y «ver» realmente al otro. Esto afecta nuestras relaciones más íntimas; la rapidez y la trivialidad pueden erosionar la conexión emocional y la empatía que necesitamos para sentirnos realmente cercanos.

Aunque estamos más conectados que nunca, muchas personas experimentan soledad y aislamiento en la sociedad actual, sin llegar a saber exactamente por qué, y así lo expresan a menudo por ejemplo en terapia. **La falta de tiempo para relaciones personales más auténticas puede dejar a las personas con una sensación de desconexión y soledad emocional.**

Es importante ser consciente de estos efectos y tomar medidas para priorizar las relaciones personales y el bienestar emocional en medio de las demandas de la vida actual.

Algunos elementos imprescindibles que «debe cumplir» nuestro espacio-tiempo personal son los siguientes:

- Conexión interpersonal/interacciones personales, compartido con personas con quienes tenemos una conexión profunda.
- Fomentar el escape de responsabilidades, el estrés o la rutina a través de tiempo de calidad.
- Actividades placenteras, promover el disfrute y la diversión.

Cualquier actividad que consideres que cumpla estos requisitos podría ser parte de tu tiempo personal si así lo decides. Lo importante es comprender que éste desempeña un papel fundamental, que debe ser distinto a todos los otros y tener siempre un espacio propio único para ser atendido.

A algunos pacientes también les costaba diferenciar al principio entre su tiempo personal y el tiempo social. Es normal. Veamos cómo distinguirlos, así como la importancia de cada uno para la salud mental:

- **El tiempo social**, por un lado, se refiere a las interacciones que tenemos con otras personas en entornos sociales más amplios, como reuniones, eventos comunitarios o actividades grupales. Estas interacciones suelen ser menos hondas y pueden incluir a conocidos, colegas o personas con quienes compartimos intereses, pero quizá no una conexión personal profunda. El tiempo social puede ser importante para construir redes de apoyo, ampliar nuestro círculo social y mantenernos conectados con la comunidad en general. Aunque estas interacciones tal vez no sean tan personales como las relaciones individuales, tienen un impacto positivo en nuestra salud mental al proporcionar un sentido de pertenencia y conexión social.

- **El tiempo personal**, por otro lado, se refiere al que pasamos con personas con quienes tenemos una conexión más profunda y singular, como amigos cercanos o íntimos, o parejas. Estas interacciones suelen ser más intensas y pueden implicar compartir pensamientos, sentimientos y experiencias personales de una manera más abierta, estrecha y auténtica.

  El tiempo personal es crucial para el desarrollo de relaciones emocionalmente satisfactorias y recibir el apoyo emocional necesario para mantener una buena salud mental y emocional. Estas relaciones nos brindan un espacio seguro para expresarnos, recibir consuelo y apoyo, y compartir momentos significativos de la vida.

Ambos tipos de tiempo, social y personal, son importantes para nuestra salud mental en diferentes formas. Ambos contribuyen a nuestro bienestar emocional al satisfacer diferentes necesidades sociales y emocionales, pero es importante discriminarlos y saber que no son lo mismo ni deben serlo, especialmente en cuanto al tipo de relaciones interpersonales que establezcamos. Y tal vez esto es lo que a menudo más nos cuesta delimitar y también, aunque *a priori* parezca casi anecdótico, en determinadas situaciones o momentos suele ser lo que desencadena más dificultades a nivel psicoemocional o afectivo cuando debemos o queremos poner límites, cuando se dan situaciones de conflicto y/o ruptura o duelo, etcétera.

El uso del tiempo está intrínsecamente vinculado a las relaciones sociales y personales, ya que cómo asignamos y manejamos nuestro tiempo influye directamente en nuestras interacciones con los demás.

LA CANTIDAD Y CALIDAD DEL TIEMPO QUE DEDICAMOS A LAS RELACIONES PERSONALES INCIDE DIRECTAMENTE EN LA PROFUNDIDAD Y FORTALEZA DE ESAS CONEXIONES.

El tiempo dedicado a construir relaciones varía según las circunstancias y la etapa de la vida. Esto incluye el tiempo para mantener conversaciones significativas y participar en actividades compartidas. Ofrecer apoyo y recibirlo también es crucial, la disponibilidad y disposición para estar presente y ayudar en momentos difíciles.

La validación emocional y el apoyo de los seres queridos también son aspectos que pueden facilitar la gestión de las emociones, así como promover y consolidar la salud mental.

Algunos autores y estudios proporcionan una perspectiva más amplia sobre la importancia del tiempo personal y las actividades para nuestra salud mental y bienestar emocional en un mundo cada vez más conectado digitalmente.

Por ejemplo, Sherry Turkle[28] es conocida por su investigación sobre la interacción entre las personas y la tecnología, así como por sus escritos sobre la importancia de la soledad y la desconexión

---

[28] Sherry Turkle es una socióloga, psicóloga social y profesora del Instituto de Tecnología de Massachusetts (MIT, por sus siglas en inglés). Es conocida por su trabajo pionero en el campo de la interacción entre humanos y ordenadores, así como por su exploración crítica del impacto social y psicológico de la tecnología en la sociedad contemporánea.
Turkle es autora de varios libros influyentes que examinan cómo la tecnología digital ha transformado nuestras vidas y nuestras relaciones interpersonales. Su obra más conocida, *Alone Together: Why We Expect More from Technology and Less from Each Other*, explora cómo el aumento de la conectividad digital ha afectado nuestras relaciones personales, nuestra identidad y nuestra capacidad para desarrollar la intimidad emocional.

digital; en ella explora cómo la tecnología afecta nuestras relaciones personales y nuestra conexión con nosotros mismos. **Turkle destaca que la dependencia excesiva de la tecnología puede obstaculizar nuestra capacidad para disfrutar del tiempo personal y las interacciones cara a cara.**

El trabajo de Turkle ha ayudado a aumentar la conciencia sobre los efectos de la tecnología en nuestras relaciones personales y nuestra salud mental. Su investigación ha destacado la importancia de encontrar un equilibrio entre la conexión digital y el tiempo personal sin distracciones tecnológicas para promover el bienestar emocional y la conexión interpersonal significativa.

Otros estudios sobre el impacto de la tecnología en las relaciones personales, como el realizado por Matthew Lieberman,[29] analizan el uso excesivo de la tecnología y cómo eso puede reducir las interacciones cara a cara y afectar negativamente nuestro bienestar.

Por su parte, Jean Twenge[30] y sus colegas han realizado investiga-

---

A lo largo de su carrera, Turkle ha investigado temas como la inteligencia artificial, la robótica, la interacción persona-ordenador, la psicología de internet y la ética de la tecnología. Sus escritos y conferencias han tenido un impacto significativo en el ámbito académico, así como en la comprensión pública del papel de la tecnología en nuestra vida cotidiana y en nuestra salud mental y emocional.

[29] Matthew D. Lieberman es un destacado psicólogo social y neurocientífico estadounidense. Ha realizado importantes contribuciones al campo de la neurociencia social, que estudia cómo el cerebro humano procesa, almacena y utiliza la información social.
Una de las aportaciones más destacadas es su trabajo sobre la teoría de la conexión social, que postula que el cerebro humano está adaptado para buscar, formar y mantener conexiones sociales con otros individuos. Su investigación ha demostrado que la conexión interpersonal activa áreas del cerebro asociadas con la recompensa y el bienestar emocional, lo que sugiere que las relaciones sociales son fundamentales para nuestra salud mental y nuestro bienestar. Ha escrito varios libros y artículos científicos sobre temas relacionados con la neurociencia social y la psicología interpersonal.

[30] Jean Twenge es una psicóloga social y profesora de psicología conocida por su investigación sobre la generación del milenio y la generación Z, así como por su trabajo sobre las tendencias culturales y los cambios en la sociedad contemporánea. Twenge es autora de varios libros, incluido *Generation Me: Why Today's Young Americans Are More Confident, Assertive, Entitled and More Miserable Than Ever Before*. Su trabajo se centra en el análisis de datos longitudinales y encuestas a gran escala para examinar las actitudes, los comportamientos y el bienestar de las generaciones más jóvenes. Twenge ha investigado temas como el narcisismo, la felicidad, el uso de la tecnología y las tendencias de salud mental entre los jóvenes.

ciones que sugieren que el aumento del uso de las redes sociales y el tiempo dedicado a dispositivos electrónicos están correlacionados con tasas más altas de soledad y depresión en adolescentes y adultos jóvenes. Esto respalda la idea de que la dependencia de la tecnología puede contribuir a una sensación de aislamiento emocional y malestar psicológico.

En definitiva, todos estos estudios resaltan los posibles efectos negativos del sobreuso de la tecnología en nuestras relaciones personales y nuestra salud mental y abogan por la importancia de desconectar digitalmente para dedicar tiempo a actividades individuales y relaciones interpersonales significativas que promuevan nuestro bienestar emocional y nuestra conexión con los demás, en un contacto e interacción presencial y un tiempo de calidad.

INVESTIGACIONES EN NEUROCIENCIA SOCIAL HAN DEMOSTRADO QUE LA CONEXIÓN INTERPERSONAL EN EL MUNDO REAL ACTIVA ÁREAS DEL CEREBRO ASOCIADAS CON LA RECOMPENSA Y EL BIENESTAR EMOCIONAL.

Pero, de entre todos, déjame que me detenga y te explique un poco más acerca del trabajo de Naomi Eisenberger, una psicóloga social y neurocientífica conocida por su investigación sobre la conexión entre el dolor social y el dolor físico en el cerebro humano. Eisenberger es profesora en la Universidad de California y directora del Laboratorio de Neurociencia Social y Afectiva en la Universidad de California en Los Ángeles.

El trabajo de Eisenberger se centra en comprender cómo la percepción del rechazo social y la exclusión activan las mismas regiones cerebrales que responden al dolor físico. Su investigación ha demostrado que **el cerebro procesa el dolor social de manera similar**

A través de su investigación, ha contribuido a una comprensión más profunda de cómo están cambiando las actitudes y los comportamientos de las generaciones más jóvenes en respuesta a los cambios culturales y tecnológicos.

al dolor físico, lo que sugiere que el rechazo interpersonal puede tener efectos emocionales y fisiológicos significativos. ¿No te parece increíble y a la vez muy revelador?

Eisenberger utiliza técnicas de neuroimagen, como la resonancia magnética funcional (fMRI), para investigar cómo el cerebro responde al dolor social y físico. Sus estudios han arrojado luz sobre los mecanismos neurales subyacentes al dolor social y han destacado la importancia de la conexión interpersonal para el bienestar emocional y la salud mental.

Su investigación ha tenido un impacto significativo en la comprensión de cómo las experiencias sociales y las interacciones personales afectan el cerebro y el cuerpo humano, y ha contribuido al desarrollo de intervenciones para mejorar la salud mental y el bienestar emocional.

De alguna manera, la ciencia nos ha mostrado que efectivamente «somos animales sociales» y necesitamos las relaciones con los otros para tener un cerebro sano. Dedicar tiempo a ese «otro gimnasio», el de nuestras relaciones personales, es también fundamental.

El exceso o la falta de tiempo dedicado a estas relaciones con mucha probabilidad dejará una huella en nuestra salud. Una armonía entre el tiempo personal y el tiempo para uno mismo es esencial y saludable.

La habilidad para establecer límites y tener tiempo para cuidar de uno mismo también revierte en la calidad de nuestras conexiones y relaciones.

TIEMPO ÍNTIMO

Lo más grande del mundo es saber pertenecerse a uno mismo.

MICHEL DE MONTAIGNE

Y llegamos así al último de los cinco tiempos, no por ello menos importante, más bien al contrario, me atrevería a decir, si tuviera que ordenarlos en algún tipo de escala o prioridad. Aunque no lo haré.

El «tiempo íntimo» es primordial, pero también y, sin embargo, el más olvidado con diferencia. Mi experiencia en el acompañamiento terapéutico y en la observación es que éste es, sin duda, de entre todos, el más descuidado. Tal vez porque nos cuesta mucho identificarlo.

Entiendo que resulta esencial porque —más que ningún otro— solamente tú puedes atenderlo, puesto que este espacio es el único que no es compartido. Así que, con estas palabras, ya tienes cómo delimitarlo y sabes cómo reconocerlo. Por tiempo íntimo has de entender todo aquel que sea en exclusiva de tu alcance e incumbencia, completamente intransferible, imposible de compartir. Y así debe ser.

La etimología de «íntimo» [del latín *intimus*] significa «recóndito», «que está en el fondo de algo», situado en lo más interno. Lo íntimo —y así lo entiende la filosofía— es aquello cercano al alma, lo más profundo. Mientras que lo privado se refiere a lo personal y lo particular, esto es, aquello que se mantiene alejado de lo público y que ha de estar libre de intromisión.

Consultar la etimología de las palabras siempre es un buen recurso cuando tengamos dudas acerca de algunos conceptos y sus posibles implicaciones terminológicas.

¿Se te ocurren aquellas cosas, espacios, momentos que dedicas o deberías dedicar a lo que llamo «tiempo íntimo»? Ese otro tiempo que necesitas solo contigo y para ti para disfrutar de tu sola y única compañía.

CULTIVAR EL EJERCICIO DE LA SOLEDAD ES CASI UN ARTE. UN OFICIO QUE REQUIERE DE MUCHA ENTREGA, ENSAYO Y ERROR, ASÍ COMO PACIENCIA Y CARIÑO.

La soledad en nuestra cultura tiene mala prensa. Digamos que no se lleva bien con un momento diseñado para la inmediatez, el consumo y la voracidad; un mundo donde todo debe ocurrir rápido, ser fútil, desechable, impetuoso, gratificante, precipitado y multiconectado. ¿Qué lugar queda para lo reflexivo, lo intuitivo, lo sosegado, lo íntimo, lo introspectivo y meditado?

La soledad bien administrada y entendida es un bello privilegio que hay que saber transitar y disfrutar. Ése también es un tiempo y un espacio de calidad necesario.

La manera en la que cada individuo experimenta y estructura su propio tiempo de acuerdo con sus necesidades, intereses, valores y circunstancias individuales es una noción que se ha desarrollado a partir de la comprensión de que cada persona tiene una relación única y subjetiva con el tiempo, así como la idea de que ésta influye en su bienestar emocional, su sentido de propósito y su satisfacción en la vida.

Son varios los autores y expertos que han estudiado la importancia del tiempo y las actividades individuales para el bienestar emocional y la salud mental. Mihály Csíkszentmihályi[31] fue un psicólogo

---

[31] Csíkszentmihályi fue un psicólogo húngaro-estadounidense que ayudó a promover la comprensión de cómo las actividades individuales significativas y satisfactorias pueden contribuir al bienestar emocional y al sentido de realización personal. Su trabajo ha sido

conocido por su trabajo sobre la teoría del flujo (*flow*), un estado mental de completa inmersión y concentración en una actividad. Su trabajo destaca cómo las experiencias óptimas y gratificantes se logran cuando una persona está completamente absorbida en una actividad desafiante pero alcanzable. Esto puede incluir actividades individuales como la práctica de un instrumento musical, la pintura, la escritura creativa, entre otros. En este estado de inmersión y enfoque, la persona experimenta una fusión entre sus acciones y su conciencia, en la que pierde la noción del tiempo y del entorno. Se siente tan concentrada en la tarea que el tiempo parece pasar rápidamente, la autocrítica disminuye y la sensación de control sobre la actividad aumenta. El libro *Fluir (flow): una psicología de la felicidad* es una de sus obras más conocidas en este campo.

Susan Cain,[32] autora del libro *El poder silencioso. La fuerza secreta de los introvertidos*, ha investigado y escrito sobre la importancia de la soledad y el tiempo individual para las personas introvertidas. **Su trabajo destaca cómo el tiempo a solas puede ser vital para la creatividad, la reflexión y el crecimiento personal**, explorando el valor y las fortalezas de las personas introvertidas en una cultura que tiende a valorar, incluso premiar, la extroversión.

Barbara Fredrickson,[33] una psicóloga conocida por su investigación sobre las emociones positivas y su teoría del «broaden-and-build»,

---

influyente en campos como la psicología de la creatividad. El estado de flujo suele ocurrir cuando existe un equilibrio entre el nivel de desafío de la actividad y las habilidades o capacidades de la persona para realizarla. Cuando la tarea es demasiado fácil, puede llevar al aburrimiento, y si es demasiado difícil, puede generar ansiedad. Pero cuando la tarea se alinea adecuadamente con las habilidades de la persona, se crea este estado de flujo, que suele ser una experiencia gratificante y satisfactoria.

[32] Susan Cain, con su libro *El poder silencioso. La fuerza secreta de los introvertidos*, ha ayudado a aumentar la conciencia sobre las necesidades y las fortalezas de las personas introvertidas en la sociedad contemporánea. Su trabajo ha influido en la forma en que se perciben y valoran las características introvertidas en entornos educativos, laborales y sociales.

[33] La investigación de Barbara Fredrickson ha sido fundamental para comprender cómo las emociones positivas pueden promover el bienestar y la resiliencia emocional. Sus hallazgos han informado intervenciones psicológicas y programas de bienestar que buscan cultivar emociones positivas y mejorar la salud mental de las personas.

sugiere que las emociones positivas amplían el pensamiento y la acción, y construyen recursos psicológicos que promueven el bienestar a largo plazo. Fredrickson ha estudiado cómo las actividades que promueven las emociones positivas, como el tiempo de ocio y las aficiones individuales, pueden mejorar la salud mental y el bienestar emocional.

Éstos son sólo algunos ejemplos de autores que han estudiado y escrito sobre la importancia del **tiempo a solas** y las actividades individuales para el bienestar emocional. Sus investigaciones y escritos proporcionan una comprensión más profunda de cómo encontrar tiempo para nosotros mismos puede contribuir a una vida emocionalmente satisfactoria y equilibrada.

Las expectativas sociales sobre el tiempo personal, de descanso o de autocuidado pueden variar según la cultura y la sociedad. Sentirse presionado para sacrificar este tiempo suele generar emociones de culpa o frustración. Las expectativas sociales apremian a las personas a que utilicen su tiempo de manera «eficiente», generando sentimientos de logro y satisfacción cuando se alcanzan metas, pero también estrés, ansiedad y culpa cuando se percibe que el tiempo no se está utilizando de manera «productiva».

En este sentido, el tiempo íntimo y el tiempo personal son los más sacrificados, pues son percibidos como los más ociosos o prescindibles para una cultura que fomenta por encima de todo el consumo y la producción como activos de calidad y eficiencia.

EL TIEMPO ÍNTIMO SE REFIERE AL QUE UNA PERSONA DEDICA EXCLUSIVAMENTE A SÍ MISMA PARA SATISFACER SUS NECESIDADES INDIVIDUALES, INTERESES, AUTOCUIDADO Y DISFRUTE PERSONAL.

Por tanto, es un tiempo reservado para actividades que nutren el bienestar físico, emocional, mental o espiritual de una persona, sin la influencia directa de compromisos externos o interacciones con otros.

Puede implicar diversas actividades, como *hobbies*, ejercicio físico, lectura, meditación, tiempo de reflexión, pasatiempos creativos, aprendizaje autodidacta... Es un espacio donde la persona tiene la libertad de explorar sus intereses individuales, descubrir nuevas pasiones o simplemente desconectar de las demandas y expectativas del entorno exterior.

Cuando hemos trabajado este tiempo en terapia, el proceso acostumbra a ser de lo más curioso y sin embargo a la vez el más gratificante. Te compartiré una anécdota que quizá te ayude en tu propio ejercicio de identificación y reconocimiento de tus tiempos y espacios.

Llevábamos unas cuantas sesiones con D. en las que ya le había explicado mi planteamiento de los cinco tiempos y cómo y cuánto, a mi modo de ver, aprender a reconocerlos, identificarlos y atenderlos de una manera más equilibrada o proporcional podría ayudarle a sentir más alivio, menos desasosiego y malestar y empezar a encontrarse más en calma, para así tener una perspectiva distinta y otros recursos para hacer frente a aquello que tanto le inquietaba y le tenía tan triste. D. estaba tratando de indagar y aprender a discriminar cuáles eran cada uno de sus espacio-tiempos, y recuerdo que en aquella sesión me dijo con satisfacción y el tono cómplice de quien hace una confesión, como entonando triunfal un «ya lo entendí»: «Este tiempo contigo, en terapia, es mi tiempo íntimo», a lo que no tuve más remedio que puntualizar: "Este tiempo en terapia es ciertamente uno muy importante para ti, pero no es un tiempo íntimo, aunque todo lo que hablemos aquí sea privado, este espacio lo compartes conmigo, por lo tanto, este tiempo y este espacio tienen efectivamente para ti un peso y un valor, forman parte de tu tiempo personal, que has decidido invertir y compartir en terapia conmigo, pero no puede ser íntimo porque lo estamos compartiendo".

»Entonces... ¡no tengo tiempo para mí!, protestó».

Para hacerle comprender el concepto, le dije: «En cambio, cuando piensas en todo lo que hemos hablado aquí en terapia, cuando puedes hacerlo y te tomas un momento para reflexionar sobre todo esto, sobre la última sesión, por ejemplo, ése sí es un tiempo íntimo. ¿Ves la diferencia?».

Por suerte, con el paso de las sesiones, y un proceso acompañado, D. hizo un trabajo personal increíble y aprendió a transitar su tiempo y a relacionarse consigo mismo de una manera mucho más autónoma, consciente y equilibrada. Eso le devolvió mucha estabilidad y bienestar, lo ayudó a reducir su nivel de ansiedad e inseguridad, su sensación de falta de control sobre su propia vida, y a mejorar sus relaciones personales y familiares y su calidad de vida en general.

Como excepción, pondré sólo dos ejemplos extremos, por ser diametralmente opuestos, de actividades en sí, y creo que con ellos quedará del todo claro qué significa y cómo debes entender el tiempo íntimo, ése que pasas contigo y sólo contigo. Por ejemplo, el momento de masturbarse a solas o el de rezar una oración son dos actos íntimos, de introspección. Ambos tienen una motivación muy dispar, qué duda cabe, pero en los dos nos entregamos a un ejercicio de recogimiento con devoción y ensimismamiento, de cavilación y en profunda conexión con lo que estamos haciendo.

Pero también podría serlo meditar, leer, escribir, pintar, correr, un baño relajante... Cualquier acción, cualquier momento que dediques a estar contigo. Se trata de que decidas bajar el volumen de todo el ruido de fuera y que no tengas miedo al silencio; al contrario, que lo disfrutes y aprendas incluso a escucharlo. Esto siempre que no sea un trámite, sino una elección consciente y buscada y, más importante aún, disfrutada. **Esto del equilibrio va de una cuestión cualitativa, de tiempo de calidad, y de elección. No lo olvides.**

Ninguno de los otros espacio-tiempos puede suplir a otro ni compensarse entre sí. Ni puede ni debe. Esto es fundamental comprenderlo y aprenderlo cuanto antes. Es uno de los mayores y más habituales errores que cometemos en nuestro uso del tiempo. Por mucho que haya uno que nos llene y al que nos entreguemos en cuerpo y alma, no es un promedio aritmético, la suma no sale.

SI NO PROCURAMOS DAR CABIDA MENTAL Y EMOCIONAL A LOS CINCO TIEMPOS, DE UNO U OTRO MODO, HABRÁ UN DESEQUILIBRIO, Y ASÍ LO PERCIBIREMOS Y LO ACUSAREMOS.

Ahora dime una cosa, piensa unos minutos, cuando dices «no tengo tiempo para mí», ¿a qué tiempo te refieres?

ESPACIO, TIEMPO Y EMOCIONES

MEMORIA EMOCIONAL

Los pasos que no te atreves a dar también dejan huella.

El espacio, el tiempo y las emociones son tres aspectos fundamentales que modulan nuestra experiencia y la percepción del mundo que nos rodea.

El espacio es el entorno físico en el que existimos y nos desarrollamos. No sólo se limita a la dimensión física, sino que abarca también lo emocional y lo social. Nuestra relación con el espacio es dinámica, puede influir en nuestras emociones y viceversa.

La relación entre espacio y emociones es un aspecto fascinante de la experiencia humana que influye en nuestra percepción del mundo y en nuestra vida cotidiana, no sólo de manera profunda, sino de múltiples formas. El espacio que habitamos, ya sea físico o emocional, puede tener un impacto significativo en nuestro estado de ánimo, nuestras interacciones sociales y nuestra calidad de vida en general.

Por un lado, este entorno en el que nos encontramos provoca una amplia gama de emociones y sensaciones. Un paisaje natural, al aire libre, tranquilo, quizá genere sentimientos de calma y serenidad, mientras que un entorno urbano bullicioso tal vez suscite estrés o ansiedad; un entorno acogedor suele crear emociones positivas, mientras que uno hostil puede generar nerviosismo o malestar. Del mismo modo, el diseño y la disposición de los espacios interiores, como el hogar o el lugar de trabajo, intervienen en nuestro bienestar emocional y nuestra productividad, igualmente, la proyección de los entornos urbanos y los espacios públicos compartidos influyen en el uso de los espacios comunitarios y la vida social.

Por otro lado, **el espacio emocional, que incluye nuestras relaciones interpersonales y nuestro sentido de pertenencia, también desempeña un papel crucial en nuestras emociones.** Sentirnos conectados y apoyados en nuestro entorno social aumenta nuestra felicidad y eleva nuestro estado de ánimo, mientras que experimentar soledad o aislamiento puede llevar a emociones negativas como la tristeza o la depresión.

Además, la relación entre espacio y emociones suele ser bidireccional, es decir, nuestras emociones influyen en cómo percibimos y experimentamos el espacio que nos rodea, y a su vez, el espacio afecta nuestras emociones y respuestas emocionales. Por ejemplo, una persona deprimida puede percibir su entorno como sombrío y desolado, mientras que alguien feliz es capaz de ver la belleza y la alegría en los mismos lugares.

Un ejemplo de la particular relación emocional entre el tiempo y el espacio son los rituales, entendidos como celebraciones familiares, eventos religiosos, etcétera. Los rituales crean un espacio específico en el tiempo donde las emociones se magnifican. Estos eventos tienen lugar en un espacio físico y temporal definido que influye en la intensidad emocional experimentada por quienes participan.

Al prestar atención a cómo los espacios físicos y emocionales influyen en nuestras emociones, podemos cultivar entornos que fomenten el bienestar y la conexión emocional, tanto para nosotros mismos como para los demás, más allá del espacio terapéutico en este caso, en nuestra vida cotidiana.

Las emociones, por su parte, son respuestas complejas a estímulos internos y externos. Están estrechamente relacionadas con nuestro espacio y tiempo, ya que afectan cómo experimentamos tanto uno como el otro. Las emociones pueden ser potentes guías en la toma de decisiones, influir en nuestras interacciones sociales e impregnar nuestras experiencias cotidianas.

El tiempo es otro componente esencial en nuestro día a día. Como ya hemos explicado, no es sólo una medida cronológica, sino que está íntimamente ligado a nuestras emociones, ya que éstas cambian según cómo percibimos y recordamos el tiempo moldeando nuestra vivencia de la realidad. Experimentamos el tiempo de manera subjetiva.

EN CONJUNTO, EL ESPACIO, EL TIEMPO Y LAS EMOCIONES SE CONJUGAN EN LA EXPERIENCIA HUMANA FORMANDO UNA RED INTRINCADA QUE MOLDEA NUESTRA PERCEPCIÓN DEL MUNDO Y NUESTRA INTERACCIÓN CON ÉL.

Entender esta relación tridimensional puede llevarnos a una comprensión más profunda de nuestra propia existencia y de las conexiones entre nosotros y nuestro entorno.

En cierto sentido, la teoría de la relatividad introdujo la idea de subjetividad en la percepción del tiempo, desafiando la noción clásica de un «tiempo absoluto», y planteó que la experiencia del tiempo es relativa y depende del marco de referencia de cada observador.

Por lo tanto, en el contexto de la relatividad, la percepción del tiempo se vuelve subjetiva en el sentido de que dos observadores que se mueven a distintas velocidades o se encuentran en campos gravitatorios diferentes pueden experimentar el paso del tiempo de manera única.

En resumen, **la teoría de la relatividad introdujo la idea de que la percepción del tiempo es subjetiva y relativa**, dependiendo del movimiento, la velocidad y las condiciones gravitatorias de cada observador. Por consiguiente, la disposición del sujeto, es decir, su movimiento y las condiciones en las que se encuentra, afecta su percepción del tiempo.

Y es que la teoría de la relatividad de Einstein tiene una belleza y una profundidad que trascienden el ámbito puramente científico. Los conceptos de «relatividad del tiempo» y la «unión inseparable entre el espacio y el tiempo» a menudo evocan reflexiones poéticas y filosóficas sobre la naturaleza del universo y la realidad misma. La idea de que el tiempo es relativo, de que la percepción de éste varía según el movimiento y las condiciones, lleva a reflexiones sobre la subjetividad de la experiencia humana y la manera en que interpretamos nuestra existencia en el contexto de un universo dinámico y en constante cambio.

Las metáforas sobre el tiempo, su fluidez, su elasticidad y su relación con la experiencia humana se enlazan con conceptos científicos, hasta crear una conexión entre la ciencia y la poesía. Esta confluencia ha inspirado no sólo reflexiones, sino también infinidad de expresiones artísticas sobre nuestra realidad y el significado de nuestra existencia.

La relatividad del tiempo propuesta por la teoría de Einstein se relaciona en su esencia con la subjetividad emocional del tiempo. Nuestras emociones y experiencias personales influyen en cómo percibimos y experimentamos el tiempo, en cómo los momentos de felicidad, tristeza, ansiedad o plenitud pueden alterar, en definitiva, nuestra experiencia temporal.

La relatividad emocional del tiempo implica que nuestra percepción de éste no es simplemente una medición objetiva, sino que está ligada a nuestras experiencias subjetivas, emociones y estados mentales.

NUESTRO ESTADO EMOCIONAL PUEDE MOLDEAR LA FORMA EN QUE PERCIBIMOS Y RECORDAMOS LOS EVENTOS EN EL TIEMPO, LO QUE AFECTA NUESTRA INTERPRETACIÓN DE LA DURACIÓN Y EL SIGNIFICADO QUE ATRIBUIMOS A ESOS MOMENTOS.

La relación entre los mecanismos de la memoria emocional y nuestra percepción subjetiva del tiempo es fascinante y compleja, y se puede abordar desde diversas perspectivas: neurocientíficas, culturales, psicológicas y filosóficas.

- **DESDE UNA PERSPECTIVA NEUROCIENTÍFICA**, sabemos que la memoria emocional implica la activación de regiones cerebrales como la amígdala y el hipocampo, que están involucradas en la codificación y recuperación de recuerdos emocionales. Cuando experimentamos eventos emocionales significativos, estos recuerdos se almacenan con una carga emocional intensa, lo que les confiere una mayor prominencia y persistencia en nuestra memoria. Esto puede alterar nuestra percepción del tiempo, haciendo que los eventos emocionales parezcan más duraderos o intensos en nuestra memoria subjetiva.

A continuación, te pongo un par de ejemplos de dos tipos de situaciones bien distintas, pero sin embargo ambas con una carga emocional elevada, para que analicemos cómo opera este mecanismo de nuestra memoria.

En el primer caso, Pedro vive un robo a mano armada en su negocio. Durante el incidente, siente un miedo intenso y una sensación de peligro inminente. Su amígdala, la región del cerebro responsable de procesar las emociones, registra esta experiencia como extremadamente amenazante y con pavor. Como resultado, el recuerdo del robo se almacena con una alta carga emocional. Cada vez que Pedro recuerde este evento, experimentará una sensación de que el tiempo se alargó. Cada detalle del incidente parecerá prolongarse y revivirse en su memoria, ya que su cerebro priorizará la información emocionalmente significativa almacenada en la amígdala, lo que hace que la experiencia parezca más duradera y vívida.

En el segundo caso, Pedro vive el día de su graduación universitaria, experimentando una mezcla de emociones, incluida la alegría, el orgullo y la nostalgia. A medida que camina por el escenario para recibir su diploma y escucha los discursos de sus profesores y compañeros de clase, siente una profunda sensación de logro y emoción. Aunque la ceremonia puede durar apenas una hora en tiempo real, cuando reflexione sobre ese día en el futuro los recuerdos parecerán haberse magnificado.

Los momentos más emotivos y significativos, como abrazar a sus seres queridos después de la ceremonia o reflexionar sobre sus años de estudio, se reactivarán en su memoria y parecerán cada vez más largos e intensos con el tiempo.

· **CULTURALMENTE**, la relación entre la memoria emocional y la percepción del tiempo también puede verse afectada por las normas y los valores de una sociedad en particular. En algunas culturas, como en muchas sociedades occidentales, se valora la expresión abierta y libre de emociones. Por ejemplo, durante las celebraciones familiares, como bodas o reuniones, se anima a las personas a expresar sus emociones abiertamente, ya sea llorando de felicidad, riendo a carcajadas o compartiendo abrazos y muestras de afecto. En este contexto, los recuerdos emocionales de estos eventos suelen ser intensos y duraderos, y la percepción del tiempo parece amplificada debido a la intensidad de las emociones compartidas.

En otras culturas, como algunas asiáticas o de Oriente Medio, puede haber normas más restrictivas sobre la expresión emocional en público. Por ejemplo, se espera que las personas mantengan un cierto grado de contención emocional y eviten mostrar emociones fuertes en situaciones sociales. En estas culturas, los recuerdos emocionales de eventos pueden ser igualmente intensos, pero la expresión de esas emociones es más restringida o controlada. Esto puede influir en la percepción del tiempo, ya que la magnificación de los recuerdos emocionales ocurre de manera más discreta o interna, en lugar de manifestarse externa y abiertamente.

En muchas otras culturas existen normas de género que dictan cómo se espera que hombres y mujeres expresen sus emociones. Por ejemplo, en algunas sociedades, se espera que éstos sean más reservados y eviten mostrar emociones como la tristeza o la vulnerabilidad, mientras que se anima a las mujeres a ser más expresivas emocionalmente. Estas normas pueden influir en la forma en que se recuerdan y procesan las experiencias emocionales, ya que las expectativas sociales afectan la manera en que las personas expresan y experimentan sus emociones en diferentes contextos sociales.

- **DESDE UN ENFOQUE PSICOLÓGICO**, ya sabemos y hemos explicado que la forma en que procesamos y manejamos nuestras emociones influye en cómo percibimos el tiempo. Las personas que experimentan altos niveles de ansiedad o estrés tienen una percepción distorsionada de la duración de los sucesos, con eventos con una alta carga emocional que les parecen más largos o abrumadores.

- **FILOSÓFICAMENTE**, la relación entre la memoria emocional y la percepción del tiempo ha sido objeto de reflexión a lo largo de la historia. Filósofos como Henri Bergson[34] han argumentado que la experiencia del tiempo es subjetiva y está influenciada por nuestra **conciencia emocional**. Para Bergson, la conciencia emocional se refiere a la capacidad de experimentar y comprender las emociones de manera intuitiva y vivencial, más allá de la razón y el intelecto. La conciencia emocional no puede ser plenamente captada o comprendida a través del pensamiento analítico o la reflexión racional. En lugar de ello, sostiene que las emociones son experiencias subjetivas que deben ser experimentadas directamente para comprenderse en su totalidad.

Bergson distingue entre dos formas de tiempo: el tiempo medido y cuantificado, que él llama «tiempo homogéneo», y el vivido y experimentado, que denomina «duración». Según Bergson, el «tiempo homogéneo» es el tipo de tiempo que se utiliza en la ciencia y en la vida cotidiana para medir y organizar eventos en secuencias lineales y discretas. Sin embargo, Bergson defiende que esta concepción del tiempo es una abstracción que no

---

[34] Henri Bergson fue un filósofo francés del siglo xix y principios del xx que realizó importantes contribuciones al estudio de la experiencia del tiempo. En su obra más destacada, *Ensayo sobre los datos inmediatos de la conciencia*, publicado en 1889, Bergson argumenta que la experiencia del tiempo no puede ser captada completamente por la razón o el pensamiento abstracto, sino que debe ser entendida a través de la intuición y la experiencia directa.

capta la verdadera naturaleza de nuestra experiencia. Él argumenta que la verdadera experiencia del tiempo es la duración, una noción que va más allá de la mera sucesión de momentos medidos y que es una experiencia subjetiva y fluida, en la que el pasado, el presente y el futuro transcurren en una corriente continua de conciencia. Para Bergson, la duración es inseparable de la experiencia emocional y afectiva, ya que nuestras emociones y sensaciones impregnan nuestra percepción del tiempo.

Así, explica que la razón y el pensamiento abstracto no pueden captar completamente la experiencia de la duración, ya que tienden a fragmentar el tiempo en unidades mesuradas y estáticas, y enfatiza la importancia de la intuición y la contemplación directa en la comprensión del tiempo como duración. Al hacerlo, desafía las concepciones tradicionales del tiempo en la filosofía y la ciencia, y nos invita a considerar la riqueza y la complejidad de nuestra experiencia temporal subjetiva.

Regresando al concepto de «memoria emocional», éste es un componente intrínseco de la experiencia humana. Ejerce una poderosa influencia en la formación de nuestra identidad e impacta en nuestra percepción del mundo, en el propio paso del tiempo y en nuestra felicidad.

LA MEMORIA EMOCIONAL NO SE LIMITA A LA MERA RETENCIÓN DE EVENTOS PASADOS; MÁS BIEN ES UN SISTEMA COMPLEJO QUE ALMACENA Y PROCESA LAS EXPERIENCIAS EMOCIONALES SIGNIFICATIVAS.

Estas experiencias son codificadas con una carga afectiva, creando un archivo interno de recuerdos que influyen en nuestras percepciones, actitudes y comportamientos presentes y futuros. A lo largo de nuestras vidas, acumulamos una amplia gama de experiencias emocionales que contribuyen a nuestra narrativa personal. Los momentos de alegría, tristeza, amor, miedo y dolor se entrelazan para formar el mapa de nuestra identidad única y nuestra memoria emocional también moldea nuestras creencias sobre quiénes somos, qué valoramos y cómo nos relacionamos con los demás. Asimismo, influye en la autoimagen, determinando nuestra autoestima y confianza en nosotros mismos.

Sin embargo, no sólo define nuestra identidad, sino que también desempeña un papel crucial en nuestra vida. **Las experiencias afectivas positivas, almacenadas en nuestra memoria emocional, actúan como un depósito de recursos sensoriales que fortalecen nuestra resiliencia frente a desafíos futuros. Del mismo modo, las experiencias negativas dejan cicatrices emocionales profundas que afectarán o comprometerán nuestra salud mental y bienestar,** tal como veremos en el próximo capítulo.

De modo que la forma en que interpretemos y procesemos nuestras experiencias emocionales pasadas también influirá en nuestra calidad de vida. Las distorsiones cognitivas, como la rumiación sobre el pasado o la tendencia a magnificar el dolor emocional, perpetúan el sufrimiento y afectan negativamente nuestra felicidad o insatisfacción vital. Por otro lado, una capacidad para procesar de manera adaptativa las experiencias emocionales pasadas puede promover el crecimiento personal y la búsqueda de significado, contribuyendo a una mayor habituación y mejor calidad de vida.

LA RELACIÓN ENTRE EL TIEMPO Y LAS EMOCIONES ES BIDIRECCIONAL. ASÍ COMO NUESTRAS EMOCIONES PUEDEN INFLUIR EN CÓMO EXPERIMENTAMOS EL TIEMPO, ES NORMAL QUE EL PASO DEL TIEMPO Y NUESTRAS EXPERIENCIAS TEMPORALES AFECTEN NUESTRAS EMOCIONES.

Por un lado, el tiempo, esa corriente constante que nos guía desde el pasado hacia el futuro, no es sólo una medida objetiva. Lo vivimos subjetivamente, influenciados por nuestras emociones, que actúan como lentes que distorsionan nuestra percepción temporal.

Por otro, el espacio que habitamos tiene un impacto directo en nuestras emociones. Un entorno acogedor puede avivar la calidez en nuestro corazón, mientras que uno hostil genera ansiedad o malestar. La relación entre espacio y emociones es bidireccional: **nuestras emociones pueden transformar la forma en que percibimos y experimentamos el espacio que nos rodea**, y a la inversa, como ya apuntábamos, el espacio que habitamos o nos rodea puede afectar e incluso transformar nuestras emociones.

Las emociones, a su vez, actúan como un puente entre el tiempo y el espacio. Nos guían en la forma en que interactuamos con nuestro entorno y cómo recordamos experiencias pasadas; son, en definitiva, un filtro a través del cual experimentamos el mundo y que tiñe nuestra percepción del tiempo y del espacio.

En psicoterapia se aborda la percepción del tiempo por parte del paciente en múltiples contextos. Y éste puede ser un aspecto relevante en el tratamiento de la ansiedad, la depresión y el trastorno de estrés postraumático, entre otros. En casos de ansiedad, por ejemplo, los pacientes pueden experimentar una percepción distorsionada del tiempo, sintiendo que pasa más lentamente o más rápido de lo habitual. Una de las cosas que se trabajan en terapia es explorar cómo esa distorsión temporal se relaciona con sus emociones y cómo afecta su vida diaria.

Cuando experimentan la depresión, algunos individuos tienen una sensación de tiempo detenido[35] o una falta de percepción temporal clara, lo que influye en su motivación y en cómo perciben el progreso en su vida. Los enfoques terapéuticos trabajan la reestructuración cognitiva para ayudar al paciente a recuperar una perspectiva más realista del tiempo y de su vida.

---

[35] Desde una perspectiva neurológica, se cree que la depresión afecta las funciones cognitivas y la percepción del tiempo al influir en la actividad de ciertas regiones cerebrales, como el córtex prefrontal y las estructuras límbicas, que están implicadas en la regulación del tiempo y las emociones. El sentido de tiempo detenido en la depresión puede ser una manifestación de la disfunción global del funcionamiento cognitivo y emocional que caracteriza a este trastorno. Para quienes lo experimentan, resulta profundamente angustiante y contribuye aún más a su malestar emocional.

En las personas que sufren trastorno de estrés postraumático (TEPT),[36] la percepción del tiempo también puede verse afectada, con recuerdos traumáticos que parecen presentes o que incluso dominan la percepción temporal del individuo. Las personas con TEPT pueden experimentar una serie de síntomas persistentes que afectan su capacidad para funcionar en la vida diaria. En terapia, se utilizan técnicas como la reestructuración de los recuerdos y la regulación emocional para ayudar al paciente a manejar la conexión entre esos eventos traumáticos y su percepción del tiempo presente.

En general, la terapia involucra la exploración de cómo la percepción del tiempo del paciente se relaciona con sus emociones, recuerdos y experiencias pasadas, y cómo influye esto en su bienestar general. **Ayudar al paciente a comprender y manejar su percepción del tiempo será una parte importante del proceso terapéutico.**

En el ámbito de la psicoterapia, varios enfoques y autores han explorado la relación entre la percepción del tiempo y la experiencia del paciente.

La terapia cognitivo-conductual (TCC), por ejemplo, ha examinado cómo los patrones de pensamiento pueden influir en la percepción del tiempo en pacientes con trastornos como la ansiedad y la depresión. Autores asociados con la TCC, como Aaron Beck y Albert Ellis, han investigado cómo los pensamientos distorsionados afectan la percepción del tiempo y la experiencia emocional.

Éstos son algunos ejemplos:

- **Sobre la experiencia emocional.** Ellis propuso el concepto de «ABC» para comprender las emociones. Por ejemplo, una persona puede experimentar una emoción negativa (C) como la ansiedad al enfrentar una situación específica (A), pero no es la situación en sí misma lo que causa la emoción, sino las creencias

---

[36] El trastorno de estrés postraumático (TEPT) es un trastorno psicológico que puede desarrollarse después de una experiencia traumática o amenazante para la vida. Esta experiencia puede involucrar una situación en la que una persona se sienta física o emocionalmente en peligro, como un accidente grave, un desastre natural, un evento violento, un abuso o una situación de combate en el caso de veteranos de guerra.

irracionales o los pensamientos disfuncionales (B) que la persona tiene sobre la situación.

- **Sobre la percepción del tiempo.** Ellis sugiere que las personas pueden distorsionar su percepción del tiempo debido a creencias irracionales. Por ejemplo, alguien con tendencia al perfeccionismo puede sentir que el tiempo se detiene o se acelera durante una tarea, ya que su enfoque en el resultado perfecto le genera ansiedad y lo distrae del presente.
- **Sobre pensamientos distorsionados.** Ellis identifica varios tipos de pensamientos distorsionados, como el catastrófico, la exageración y el absolutista. Por ejemplo, una persona con tendencia al pensamiento catastrófico puede interpretar un evento negativo como el fin del mundo, lo que distorsiona su percepción de la realidad y aumenta su malestar emocional.
- **Sobre la experiencia emocional.** Beck desarrolló el concepto de «esquemas cognitivos», que son patrones de pensamiento fijados que influyen en la forma en que una persona interpreta las situaciones y las emociones asociadas a ellas. Por ejemplo, alguien con un esquema cognitivo de inferioridad puede experimentar constantemente emociones de inadecuación y desvalorización.
- **Sobre pensamientos distorsionados.** Beck identificó una serie de distorsiones cognitivas, como la sobregeneralización, la polarización y el filtro mental. Por ejemplo, una persona con tendencia a la polarización puede percibir los eventos como «todo bueno» o «todo malo», lo que distorsiona su interpretación de la realidad y contribuye a su malestar emocional.

Estas muestras ilustran cómo tanto Albert Ellis como Aaron Beck han aplicado los principios de la TCC para comprender y abordar la experiencia emocional, la percepción del tiempo y los pensamientos distorsionados en el contexto clínico.

En el campo de la psicología fenomenológica-existencial, autores como Rollo May y Viktor Frankl han explorado cómo las experiencias existenciales, incluyendo la percepción del tiempo, impactan en la experiencia emocional y el sentido de la vida del paciente.

Rollo May investigó sobre cómo la percepción del tiempo está ligada con la experiencia existencial del individuo. Argumentó que la percepción del tiempo puede variar significativamente según la forma en que una persona encuentra significado en su vida. Por ejemplo, cuando uno se siente completamente comprometido o sumergido en una actividad que considera significativa, puede experimentar una sensación de flujo, donde el tiempo parece desaparecer o pasar rápidamente.

Viktor Frankl, por su parte, desarrolló la «logoterapia», un enfoque terapéutico que se centra en la búsqueda de sentido y propósito en la vida. Frankl observó que cuando las personas encuentran un propósito significativo suelen experimentar una percepción del tiempo diferente. En situaciones extremas, como los campos de concentración durante la Segunda Guerra Mundial, aquellos que encontraban un propósito o significado en sus vidas podían soportar mejor el sufrimiento y la adversidad, a veces percibiendo el tiempo de manera diferente en comparación con aquellos que no encontraban un sentido claro.

En resumen, tanto May como Frankl enfocaron su trabajo en cómo **la búsqueda de significado y propósito en la vida influye en la percepción del tiempo**.

La terapia basada en la aceptación y el compromiso (ACT, por sus siglas en inglés), desarrollada por Steven C. Hayes y otros, también considera la relación entre la percepción del tiempo, las emociones y la aceptación de experiencias internas. En la ACT se alienta a los individuos a aceptar plenamente sus emociones y experiencias internas, con independencia de si son positivas o negativas. Esta terapia se centra en desarrollar la conciencia plena y la capacidad de aceptar pensamientos y emociones sin juzgarlos, lo que influye en cómo se experimenta y se percibe el tiempo. Por ejemplo, un paciente siente ansiedad antes de hacer una presentación importante en el trabajo. En lugar de tratar de suprimir o evitar esta ansiedad, se le enseña a reconocerla, aceptarla y permitir que esté presente mientras actúa de acuerdo con sus valores y compromisos.

El enfoque de la ACT en vivir plenamente en el presente y desarrollar una mayor conciencia del momento afecta la percepción del tiempo. Por ejemplo, al practicar la atención plena y la aceptación de las experiencias presentes, las personas se vuelven más conscientes del paso del tiempo en el momento presente, en lugar de preocuparse por el pasado o el futuro.

En la ACT se reconoce que los pensamientos no son necesariamente precisos ni útiles. Sin embargo, en lugar de intentar cambiarlos o controlarlos, se alienta a los individuos a distanciarse de ellos y a observarlos como eventos mentales transitorios. Por ejemplo, un paciente puede tener pensamientos automáticos negativos como «No soy lo suficientemente bueno» antes de una entrevista de trabajo. En lugar de luchar contra estos pensamientos o tratar de cambiarlos, se le enseña a observarlos con curiosidad y distancia, reconociéndolos como patrones de pensamiento que no definen su verdadera valía.

En resumen, la ACT ofrece un enfoque único para abordar la relación entre el tiempo y las emociones al fomentar la aceptación plena de las experiencias emocionales presentes y la asunción de compromisos basados en valores en lugar de luchar contra las emociones negativas o tratar de controlar el tiempo.

AL PRACTICAR LA ACEPTACIÓN DE LAS EMOCIONES PRESENTES, LOS INDIVIDUOS PUEDEN APRENDER A EXPERIMENTAR EL TIEMPO DE MANERA MÁS COMPLETA Y AUTÉNTICA, SIN RESISTENCIA NI EVITACIÓN.

Al mismo tiempo, al comprometerse con acciones basadas en valores, a pesar de las emociones difíciles, las personas se acercan a una vida más significativa y satisfactoria, independientemente de la percepción del tiempo en un momento dado.

En este sentido, la mencionada ACT ofrece herramientas prácticas y efectivas para cultivar una relación más saludable y equilibrada entre el tiempo y las emociones, ayudando a las personas a vivir plenamente en el presente mientras trabajan hacia sus metas y valores más importantes en la vida.

Éstos son sólo algunos ejemplos de enfoques terapéuticos y de autores que han considerado la relación entre la percepción del tiempo y la experiencia del paciente en la psicoterapia. Cada uno aporta perspectivas únicas sobre cómo la percepción del tiempo puede influir en el bienestar emocional y cómo abordar estas cuestiones en el contexto terapéutico, pero que, sin duda, a mi modo de ver, son en la esencia de sus fundamentos igualmente prácticas si se extrapolan a la vida cotidiana.

TRAUMA, DUELO Y AMOR

El tiempo es como el viento, arrastra lo liviano y deja lo que pesa.

Llevamos muchas páginas explicando que nuestra percepción temporal es subjetiva y que nuestros estados emocionales pueden alterar drásticamente nuestra relación con el tiempo, lo que hace que su vivencia llegue a tener una carga emocional que la convierta en una experiencia agradable o desagradable.

Dijo el poeta que no somos lo que vivimos, sino lo que recordamos haber vivido... Es tan —o más— importante el cómo recordamos la experiencia que la propia vivencia en sí después de todo. Ahí radica el poder y la debilidad del ser humano, su mayor potencial es su plasticidad y permeabilidad.

Nuestros recuerdos emocionales tendrán, por lo tanto, un impacto significativo en la percepción del tiempo, debido a la forma en que se almacenan y se recuperan en nuestro cerebro. Estos recuerdos, especialmente aquellos con una gran carga emocional, alteran nuestra percepción del tiempo de varias maneras. Los momentos de intensa emoción, ya sea alegría, miedo o tristeza, pueden hacer que el tiempo parezca ralentizarse o acelerarse. Por ejemplo, en situaciones de peligro, muy probablemente el tiempo nos parecerá que se ralentiza, permitiendo una percepción más detallada de los eventos. Esto puede llevar a una sensación de que el tiempo asociado con esos recuerdos fue más extenso debido a la cantidad de información con fuerte carga emocional que se recuerda y procesa en un periodo relativamente corto.

Asimismo, durante momentos de estrés intenso, la mente puede procesar la información de manera diferente, se activa una atención altamente selectiva y se tiende a enfocar en aquellos aspectos (*inputs*) que la persona considera amenazantes o importantes para la supervivencia. Una vez la situación ha pasado, la información almacenada durante el evento estresante se distorsiona debido a la interferencia de otros pensamientos y la fuerte carga emocional asociada.

Nuestros recuerdos emocionales tienen el poder de influir en cómo percibimos la duración y la secuencia de los eventos.

Exploremos ahora la relación entre el trauma, las experiencias traumáticas y su impacto en la percepción del tiempo en el paciente desde perspectivas psicológicas y neurocientíficas.

Antes de continuar debemos diferenciar entre trauma y experiencias traumáticas, o el trastorno por estrés postraumático. «Trauma» deriva del griego *traûma* y significa «herida». Las experiencias traumáticas son situaciones que amenazan la vida, la salud mental y la integridad física de una persona. El trauma es la respuesta física y emocional a esas experiencias.

Una definición más exacta considera el trauma una herida duradera que puede ser provocada por variadas situaciones. Cuando oímos hablar de traumas lo asociamos a problemas originados por grandes desastres naturales como terremotos o huracanes, o situaciones extremas de gran violencia, y no siempre tiene por qué ser así.

EL TRAUMA ES LA RESPUESTA FÍSICA Y EMOCIONAL QUE PRODUCE UN DAÑO DURADERO EN EL INCONSCIENTE.

Un trauma psicológico es un acontecimiento repentino e inesperado, imposible de manejar, que perturba el bienestar de la persona que lo vive y, como consecuencia, la persona queda afectada psicológicamente. Se trata de una experiencia que resulta traumática cuando su impacto sobre nuestra capacidad de adaptación se hace difícil de soportar, y aparecen las secuelas.

Hay muchos tipos de heridas, y dependiendo de la edad, la situación y los recursos emocionales que tuviéramos en ese momento para hacerle frente, manejarla y sanarla, cada una nos impactará y «dolerá» de una manera, dejará o no una marca, nunca igual en dos personas. Por eso no podemos desdeñar ningún hecho como traumático, si alguien así lo vivió en un momento dado, porque ésa es su herida.

Desde una perspectiva psicológica, el trauma y las experiencias traumáticas pueden tener un impacto significativo en la percepción del tiempo de una persona. Durante un evento traumático, el tiempo puede parecer distorsionado; esta alteración está relacionada con la activación del sistema de respuesta al estrés del cuerpo, que aumenta la vigilancia y la sensación de peligro inminente durante el trauma.

CASO 1

- **Trauma.** Juan tiene síntomas de estrés postraumático después de presenciar un accidente automovilístico en el que estuvo involucrado. Sufre *flashbacks* recurrentes del evento, problemas para dormir, ansiedad profunda al conducir y evita cualquier cosa relacionada con la conducción.
- **Experiencias traumáticas.** Las experiencias traumáticas específicas que llevaron a Juan a desarrollar síntomas de estrés postraumático incluyen presenciar el choque de dos vehículos, ver a personas heridas y la sensación de temor extremo durante y después del accidente. Estos eventos específicos desencadenaron la respuesta traumática en Juan.

CASO 2

- **Trauma.** María cuenta con síntomas de ansiedad y depresión después de haber sido víctima de violencia doméstica durante varios años. Tiene dificultades para dormir, pesadillas recurrentes, evita situaciones que le recuerdan su experiencia traumática y se siente constantemente nerviosa e insegura.
- **Experiencias traumáticas.** Las experiencias traumáticas específicas que llevaron a María a desarrollar síntomas de ansiedad y depresión incluyen episodios de abuso físico, verbal y emocional por parte de su pareja, así como amenazas de violencia. Estas experiencias específicas desencadenaron la respuesta traumática en María.

Por otra parte, las experiencias traumáticas pueden llevar a una hipervigilancia constante, donde la persona está permanentemente en guardia y alerta ante posibles amenazas. Esto ayuda a que los momentos se experimenten de manera prolongada, ya que la persona está de forma continua escaneando el entorno en busca del peligro. Del mismo modo, la reexperimentación de los recuerdos traumáticos a través de *flashbacks* o pesadillas puede hacer que los momentos se sientan repetitivos y eternos, contribuyendo aún más a esa alteración de la percepción del tiempo.

Desde una perspectiva neurocientífica, el trauma puede afectar la percepción del tiempo al influir en la actividad y la química cerebrales. Se ha demostrado que el trauma modula la función de regiones del cerebro implicadas en la percepción del tiempo, como el córtex prefrontal y el hipocampo. Estas alteraciones conducen a una mayor sensibilidad al estrés y a una disminución de la capacidad para procesar la información temporal de manera precisa.

La memoria puede fragmentarse en situaciones traumáticas, lo que concluirá en recuerdos incompletos, parciales o fragmentados. Esto puede dar lugar a una percepción del tiempo confusa, con fragmentos de memoria que parecen fuera de secuencia o desordenados.

En otro orden de cosas, el trauma probablemente tendrá impacto en la liberación de neurotransmisores como la dopamina y la serotonina, que están involucrados en la regulación del estado anímico. Los cambios en la química cerebral provocan que los momentos se vivan prolongados debido a la hipervigilancia o acelerando la percepción del tiempo durante esos episodios de reexperimentación traumática.

En algunos casos, el trauma también genera una sensación de «congelamiento en el tiempo», donde la persona se siente atrapada emocionalmente en el momento traumático en sí, lo que con mucha probabilidad afectará su percepción temporal presente y futura. Otras veces, en respuesta al trauma, el cerebro bloquea o reprime ciertos recuerdos, lo que ocasiona lagunas en la memoria y una sensación de pérdida de tiempo. Esto puede resultar en la incapacidad de recordar partes específicas del evento traumático y se conoce como «amnesia temporal».

La alteración de la percepción del tiempo durante el trauma puede estar relacionada con la activación del sistema de respuesta al estrés, la hipervigilancia constante y los cambios en la actividad y la química cerebrales. Comprender estos mecanismos es crucial para ayudar a las personas a recuperarse y a restaurar una percepción más precisa y saludable del tiempo.

Otra de las experiencias emocionalmente más complejas que hay, también desde el punto de vista del abordaje terapéutico, y como desafío en la vida, qué duda cabe, es el duelo.

La etimología y acepciones de este término son curiosas. Por una parte, su primer origen del latín es *duellum*, «combate entre dos», y posteriormente aparece en el latín tardío como *dolus*, «dolor». Se me antoja muy significativa esta dualidad, este combate a dos, como esa lucha interna que se da cuando estamos en duelo, cuando nos dolemos y nos debatimos entre Eros y Tánatos.

EL PROCESO DE DUELO ES ESE CAMINO DE DEJAR IR, DE PÉRDIDA Y AMPUTACIÓN, DE DESPRENDERSE PARA SANAR. Y ESE ACTO REFLEXIVO DONDE ALGO MUERE SÓLO SE PUEDE HACER NECESARIAMENTE DESDE EL AMOR, DESDE LO VIVO.

La experiencia del duelo es un proceso desafiante desde el punto de vista afectivo y afecta profundamente nuestra percepción del tiempo, ya que éste es, en sí, **un viaje a través del tiempo emocional.** Durante los primeros días después de una pérdida, el tiempo parece dilatarse hasta el infinito, y cada minuto está cargado con el peso abrumador del dolor y la tristeza, cada hora se convierte en una batalla contra la sensación de vacío y desesperación, mientras que los días se desdibujan en una neblina de confusión y *shock*. El tiempo parece, sencillamente, no pasar, como si se hubiese detenido. En este estado de duelo, el mundo exterior se mueve a un ritmo diferente al nuestro, como si estuviéramos atrapados en un bucle emocional sin fin.

Sin embargo, a medida que el tiempo avanza, el duelo comienza a manifestarse en ciclos recurrentes de recuerdos y emociones. La percepción del tiempo se ve afectada por los recuerdos asociados con la persona o la situación perdida. Los momentos compartidos pueden parecer recientes o distantes dependiendo de cómo la mente los procese. Los aniversarios, las fechas importantes y los lugares significativos suelen intensificar estos sentimientos y alterar aún más la percepción del tiempo.

Con el paso del tiempo, la percepción puede cambiar nuevamente. Los momentos que antes parecían interminables comienzan a avanzar más rápido a medida que la persona se adapta a su nueva realidad. Sin embargo, esto no significa que el dolor del duelo desaparezca por completo. Simplemente puede manifestarse de manera diferente a medida que la persona aprende a vivir con su pérdida. Lo normal es que este proceso ni siquiera sea lineal, sino un ir y venir donde estas fases se desordenan o solapan, a veces parece cíclicamente, hasta que poco a poco empiezan a dejarse paso unas a otras, con algo más de orden...

Los aniversarios, los cumpleaños y los días festivos se convierten en hitos dolorosos que marcan la ausencia del ser querido. Estos momentos pueden parecerse a la repetición de rituales y tradiciones, actuando como recordatorios constantes de la pérdida. La percepción del tiempo se vuelve cíclica, marcada por la alternancia entre momentos de intensidad emocional y periodos de relativa calma.

A pesar de la dolorosa realidad del duelo, también hay instantes de cierta claridad y conexión. Los recuerdos compartidos con el ser querido se transforman en espacios de alivio que nos permiten revivir momentos especiales juntos. Es en ellos cuando el tiempo parece expandirse, por fin, permitiéndonos sumergirnos en la calidez de los recuerdos y experimentar una sensación de conexión que trasciende las limitaciones del tiempo y el espacio. **En estos momentos de conexión emocional encontramos consuelo y sanación, convirtiendo la memoria en un refugio contra el implacable paso del tiempo.**

Según transcurre el tiempo, el dolor comienza a ceder lentamente, y la percepción del tiempo se altera una vez más. Los días se vuelven más manejables, y el futuro comienza a tomar forma nuevamente. Aunque la pérdida nunca desaparece por completo, aprendemos a llevarla con nosotros mientras seguimos adelante en la vida.

En la psicología y la investigación relacionada con el duelo emocional o psicológico y la percepción del tiempo, hay varios estudios y autores destacados que han explorado esta área. A continuación te comparto algunos de los hallazgos y contribuciones más relevantes:

- **Pauline Boss**, conocida por su trabajo en la teoría del duelo ambiguo, ha escrito extensamente sobre la falta de certeza en la pérdida, incluida la de un ser querido debido a la desaparición, el cautiverio u otras circunstancias poco claras. Sus trabajos han destacado cómo la ambigüedad en la pérdida puede afectar la percepción del tiempo y complicar el proceso de duelo, prolongándolo, ya que cuando no podemos encontrar sentido a la pérdida, el tiempo se detiene o se vuelve confuso, pues hay una lucha por encontrar una narrativa coherente para el duelo que no se encuentra y que impide que éste se pueda cerrar.
- **Robert A. Neimeyer**, reconocido por su trabajo en el campo del duelo y la pérdida, ha investigado cómo las personas

experimentan cambios en la percepción del tiempo como parte de su proceso de adaptación al duelo. Propone que buscan activamente encontrar significado en la pérdida para poder reconstruir sus vidas saludablemente después de una experiencia de duelo. Neimeyer sostiene que **el proceso de duelo no se trata simplemente de superar la pérdida, sino de integrarla en la narrativa de la propia vida, de manera significativa.**

Neimeyer también ha investigado la importancia de la narrativa y la expresión creativa en el proceso de duelo. Sugiere que contar la historia de la pérdida y expresar emociones a través de diversas formas artísticas, como la escritura, el arte o la música, puede facilitar la adaptación al duelo y promover el crecimiento personal.

Además, ha estudiado cómo las intervenciones terapéuticas basadas en la terapia de duelo centrada en la **reconstrucción del significado** ayudan a las personas a procesar el dolor de la pérdida y a encontrar un sentido renovado de propósito y conexión en la vida.

- **George A. Bonanno** es conocido por su investigación pionera sobre la resiliencia y el duelo. Su trabajo se ha centrado en comprender cómo las personas se adaptan y se recuperan después de experimentar pérdidas significativas, como la muerte de un ser querido. Una de sus contribuciones más importantes es su teoría de la resiliencia ante el duelo, que sugiere que la mayoría de las personas son capaces de adaptarse de manera saludable y recuperarse después de una pérdida importante. Contrario a la creencia común de que el duelo debe seguir una secuencia lineal de etapas predefinidas, Bonanno argumenta que la resiliencia se manifiesta de manera diferente en cada individuo y puede implicar una variedad de respuestas emocionales y comportamentales.

Además, Bonanno ha investigado factores de protección y riesgo que pueden influir en la resiliencia ante el duelo, como el apoyo social, la personalidad, las estrategias de afrontamiento y las experiencias previas de adversidad. Su trabajo ha contribuido a una comprensión más completa de cómo las personas enfrentan las pérdidas y qué factores pueden ayudarlas a recuperarse y prosperar después de experiencias de duelo.

Junto con estos autores destacados, numerosos estudios clínicos han explorado la relación entre el duelo y la percepción del tiempo en contextos terapéuticos. Estos estudios a menudo investigan cómo las intervenciones terapéuticas pueden influir en la forma en que las personas experimentan y procesan el tiempo durante el duelo. Pero lo cierto es que, aun encontrando algunos patrones comunes, no hay dos procesos iguales y tampoco hay un periodo establecido.

En psicología, nuestro «objeto de estudio» es altamente sensible y la variabilidad es máxima. Ésa es la principal ventaja, riqueza y desventaja. Pero, en mi opinión, así debe ser, y los profesionales somos conscientes de ello. Las variables, como de hecho los propios investigadores recogen y apuntan, que pueden intervenir en el proceso de recuperación de un duelo son muchas, por lo tanto, cada caso —una vez más— debe ser atendido en su unicidad. No sólo en el acompañamiento terapéutico, sino en todos los formatos y espacios en los que decidamos acompañar y abrazar un duelo, incluido el tuyo propio.

Pero permíteme que cierre este capítulo con otra experiencia también emocionalmente muy intensa, pero en este caso que vivimos de manera mucho más positiva. El amor, o el proceso de enamoramiento, y por qué lo incluyo aquí.

EL ENAMORAMIENTO ES UN ESTADO EMOCIONAL INTENSO QUE AFECTA PROFUNDAMENTE NUESTRO BIENESTAR EMOCIONAL, COGNITIVO Y FÍSICO.

Durante este estado, se producen una serie de cambios neuroquímicos en el cerebro que influyen en nuestra percepción del tiempo y en otros procesos cognitivos y emocionales. En primer lugar, el enamoramiento está asociado con la liberación de neurotransmisores y hormonas, como la dopamina, la serotonina, la oxitocina y la norepinefrina. Estas sustancias químicas desencadenan sensaciones de euforia, placer y apego hacia la «persona amada» (o tal vez sería más preciso decir «la persona deseada»). La dopamina, en particular, juega un papel crucial en la motivación y la recompensa, lo que puede llevar a una intensificación de las experiencias emocionales y a una percepción distorsionada del tiempo. Durante el enamoramiento, los momentos compartidos con la pareja pueden parecer más auténticos y duraderos debido a la influencia de estos neurotransmisores en el procesamiento emocional y la memoria.

En segundo lugar, **el enamoramiento activa áreas específicas del cerebro, como el sistema límbico y la corteza prefrontal, que están involucradas en la regulación emocional, la toma de decisiones y la percepción del tiempo.** Estas regiones cerebrales interactúan de manera compleja para procesar la información emocional y dar sentido a las experiencias de enamoramiento. Por ejemplo, la activación del sistema límbico intensifica las emociones positivas asociadas con el enamoramiento y la atracción o el deseo, mientras que la corteza prefrontal ayuda a organizar y contextualizar estas experiencias en relación con el tiempo y el espacio.

En cuanto a la percepción del tiempo durante el enamoramiento, varios estudios sugieren que las personas tienden a sobreestimar la duración de los encuentros con su pareja y a subestimar el tiempo transcurrido en su ausencia. Esto se debe, en parte, a la intensificación de las emociones positivas asociadas con el enamoramiento, así como a la atención selectiva hacia la pareja y las experiencias compartidas. Como resultado, los momentos de intimidad y conexión emocional pueden parecer prolongarse en la memoria, mientras que los periodos de separación se sienten más cortos o menos significativos en comparación.

Además, el enamoramiento puede influir en la percepción del tiempo futuro, ya que las personas proyectan sus expectativas y deseos en relación con la relación amorosa. Esto conlleva una sensación de anticipación y excitación hacia el futuro, así como una tendencia a planificar y fantasear sobre experiencias compartidas con el otro. Estas proyecciones emocionales hacen que el tiempo presente y futuro parezca más rico en posibilidades y significados.

A menudo se menciona la feniletilamina como la «droga del amor», debido a su asociación con los estados emocionales intensos y el enamoramiento. La feniletilamina es una sustancia química que se encuentra naturalmente en el cerebro y que se cree que desempeña un papel en la regulación del estado de ánimo, la excitación y la atracción romántica o sexual.

Se ha sugerido que esta sustancia puede ser responsable de los sentimientos de euforia y bienestar asociados con el enamoramiento, y que su liberación en el cerebro contribuye a la intensidad emocional de las primeras etapas de una relación. Sin embargo, los efectos de la feniletilamina en el enamoramiento y las relaciones amorosas aún están siendo investigados, y su papel exacto en estos procesos no está completamente claro ni resuelto.

Es importante saber que el enamoramiento y el amor son fenómenos complejos y distintos. Lo que conocemos como «estar enamorado» involucra una variedad de factores neuroquímicos, psicológicos y sociales, aunque la combinación de éstos y la experiencia de cada persona pueden ser únicos y diferentes. Si bien la feniletilamina tal vez desempeñe un papel en los estados emocionales asociados con el enamoramiento, no existe una única «droga del amor» que explique completamente este fenómeno.

En conclusión, es un estado emocional complejo que involucra una interacción entre procesos neuroquímicos, cognitivos, culturales y emocionales. La liberación de neurotransmisores y hormonas, la activación de áreas cerebrales específicas y la intensificación de las experiencias emocionales contribuyen a una percepción del tiempo distorsionada durante el enamoramiento. Esta relación entre el enamoramiento y la percepción del tiempo refleja —una vez más— la profunda influencia de nuestras emociones y experiencias personales en la forma en que percibimos y vivimos el tiempo en nuestras vidas.

TIEMPO LIBRE

Escoger el propio tiempo es ganar tiempo.

FRANCIS BACON

Decía en la introducción del libro que con el paso de los años he aprendido a «no hacer nada» en mi tiempo libre sin miedo a sentir perderlo; al contrario, con la sensación que ése —más que ningún otro— es tiempo ganado.

Cuando me planteé mi propia teoría de los tiempos tuve una gran disyuntiva respecto al tiempo libre. No sabía si incluirlo o no como uno de los cinco tiempos. Se me presentó una paradoja y espero que al final del capítulo entiendas por qué finalmente decidí no hacerlo, a pesar de la enorme importancia que sé que éste tiene para nuestro bienestar y que, ciertamente, completa y complementa el equilibrio al que debemos aspirar.

Habrás advertido también que hago una distinción entre tiempo libre y tiempo de ocio. El tiempo de ocio no es un espacio-tiempo, sino una condición que puede aplicarse a la mayoría de los cinco tiempos. Es decir, tú puedes considerar tu momento de tiempo social tiempo de ocio, es más, ¡ojalá así sea! Y lo mismo con tu momento de tiempo personal o tiempo íntimo, inclusive el familiar (porque recuerda que no es el espacio ni el tiempo de las atenciones domésticas), ya que, según el diccionario, ocio es «cualquier actividad fuera de nuestras obligaciones y por tanto distinta al trabajo o a las tareas domésticas. Es un tiempo recreativo que se usa a discreción».

De modo que a cuatro de los cinco espacio-tiempos que debemos atender, podríamos aplicarles la cualidad o condición además de tiempo de ocio.

¿Hasta aquí todo bien? Ahora ha llegado el momento de que reflexionemos sobre el tiempo libre.

En la cultura actual, volviendo una vez más a nuestro contexto social, ya hemos apuntado que la obsesión por la productividad y la sobreexplotación del tiempo ha llevado a una sociedad donde el agotamiento y la fatiga se imponen. El exceso de trabajo, la necesidad constante de estar ocupado y la búsqueda incesante de la eficiencia han originado una «sociedad del rendimiento». Esto genera presión en las personas para ser siempre productivas y estar disponibles, lo que conduce al agotamiento físico y mental.

A la vez, ya hemos visto cómo la tecnología, especialmente la digital, dificulta el descanso y la desconexión, lo cual contribuye a la ansiedad, la falta de concentración y la pérdida de la capacidad para disfrutar el momento presente.

En su libro *La sociedad del cansancio*, Byung-Chul Han reflexiona sobre la sociedad contemporánea, mencionando cómo la cultura del rendimiento y la sobreexigencia pueden llevar al agotamiento físico y mental en las personas.

Byung-Chul Han ha abordado el tema del tiempo libre en su obra y resalta la idea de que la cultura contemporánea a menudo está marcada por una obsesión por llenar el tiempo disponible con actividades productivas, lo que conduce a una especie de «exceso de ocio».

En la sociedad actual, el tiempo libre a menudo se percibe como una oportunidad para aumentar la productividad personal o para participar en actividades que brinden una sensación de logro constante, como por ejemplo todas aquellas ocupaciones creadas en torno al mundo del desarrollo personal. En definitiva, **hemos convertido también nuestro descanso en un producto más: «consumimos» entretenimiento.**

DESACELERAR PARA ESTAR Y SER

Este exceso de ocupación del tiempo libre se convierte en una extensión del tiempo de trabajo y no permite una verdadera desconexión o descanso. En lugar de ofrecer una pausa reparadora, este tipo de ocupación constante del tiempo libre genera más ansiedad y estrés.

Nos urge una reevaluación de cómo «usamos» nuestro tiempo libre, y la importancia de permitirnos momentos de verdadera inactividad, contemplación y descanso para rejuvenecer tanto física como mentalmente.

En una cultura del ocio que a menudo está saturada de actividades de consumo, la idea de descansar y disfrutar del tiempo libre puede ser percibida como un lujo o incluso como un peligro para el sistema. Sin embargo, es esencial adoptar una perspectiva crítica hacia esta dinámica y reconocer los beneficios profundos que el descanso y el tiempo libre pueden aportar a nuestra salud mental y emocional, así como las contradicciones inherentes a nuestra forma de vida contemporánea.

Por un lado, debido a que (como sabemos) la sociedad capitalista promueve una cultura del trabajo constante y de la productividad, el valor de una persona se mide a menudo en función de su capacidad para producir y contribuir al sistema económico. En este contexto, el descanso y el tiempo libre son vistos como una amenaza para la eficiencia y el rendimiento, y se fomenta una mentalidad de «estar siempre activo», que puede tener graves consecuencias para nuestra salud. **La falta de tiempo para el descanso y la recuperación conduce al agotamiento, al estrés crónico y al deterioro de la salud física y mental, perpetuando un ciclo insostenible.** Esta dinámica y estos valores se han proyectado e implementado en todos los ámbitos, han permeado más allá del aspecto estrictamente económico y financiero, se han impuesto en nuestro modo de relacionarnos, en cómo «consumimos» el descanso, en los espacios públicos, en las relaciones sociales, en la forma que tenemos de viajar, de conocer, de explorar y de proyectarnos al mundo. Nos hallamos en una era regida por la inmediatez y la exposición «hacia fuera», donde todo debe ser mostrado públicamente para ser validado, en la época de los objetivos y los logros.

Por otro, la cultura del ocio en la sociedad contemporánea a menudo está dominada por actividades de consumo y de entretenimiento superficial, donde el valor se mide en términos de posesiones materiales y experiencias fugaces. El tiempo libre se convierte en una oportunidad para el consumo desenfrenado y la distracción constante, en lugar de ser un espacio para la reflexión y la conexión con uno mismo o con la naturaleza. Esta obsesión con el consumo y el entretenimiento puede perpetuar una sensación de vacío existencial y alienación, dejando a las personas atrapadas en un ciclo de insatisfacción y búsqueda constante de gratificación externa, placer cortoplacista o validación constante en una cultura de la imagen y lo reemplazable.

En este contexto, es crucial adoptar una perspectiva crítica hacia la dinámica actual. Esto implica cuestionar los valores dominantes de la productividad y el consumo, así como buscar alternativas más saludables y significativas para «usar» nuestro tiempo libre. Esto engloba **prácticas como la meditación, el contacto con la naturaleza, la conexión con nuestras pasiones e intereses personales o el permiso para no hacer nada sin sentirnos culpables disfrutando de esa ausencia de actividad.**

La asociación del tiempo libre con la pérdida de tiempo puede estar influenciada por diversos factores culturales, sociales e incluso individuales:

- **Énfasis en la productividad.** En muchas culturas contemporáneas, se valora enormemente la productividad y el trabajo constante. El tiempo libre a menudo se percibe como un periodo en el que no se está siendo productivo en términos laborales o financieros, lo que lleva a considerarlo como una «pérdida» de tiempo.
- **Cultura del consumo y la actividad constante.** La sociedad actual está inundada de opciones de entretenimiento, actividades

y oportunidades. En este contexto, se tiende a sentir presión por aprovechar al máximo cada momento, lo que puede hacer que el tiempo libre se perciba como ineficiente si no se usa para actividades de consumo.

- **Expectativas sociales y presión del entorno.** Lo que se considera valioso y significativo en términos de uso del tiempo puede influir en la percepción individual. Si el entorno social valora más la dedicación al trabajo constante, el tiempo libre puede ser visto como menos valioso.
- **Autoimposición de metas y logros constantes.** Algunas personas se imponen expectativas poco realistas sobre ser siempre productivos o lograr metas constantemente. Esto tal vez las lleve a sentir culpa o ansiedad cuando están ociosas, incluso en el tiempo libre destinado al descanso y la recreación.
- **Infravaloración del descanso y el ocio.** En muchos contextos, el descanso y el tiempo de inactividad no son valorados como esenciales para el bienestar emocional y mental. Se considera el tiempo libre como una pérdida de tiempo en lugar de como un componente necesario para recargar energías y promover el equilibrio emocional.

Cuestionar estas percepciones y encontrar un equilibrio entre la productividad y la necesidad de descanso y relajación resultan cruciales para una salud mental y emocional óptimas. Reconocer la importancia del tiempo libre como un periodo valioso para el autocuidado, la reflexión y la atención personal es fundamental para contrarrestar esta idea de «pérdida de tiempo» asociada al tiempo libre.

Revisa tu tiempo libre ahora y piensa en qué haces con él. Si lo estás llenando de cosas, actividades y eventos, olvídate, ¡no tienes tiempo libre! Si te abruma la idea de creer que por no tener nada agendado para el fin de semana estás ahogando tu tiempo, estás muy lejos de disfrutar de tu descanso. Para un momento y reflexiona: cuando dices «no tengo tiempo para descansar», ¿a qué te refieres exactamente?

ES CRUCIAL ADOPTAR UNA PERSPECTIVA CRÍTICA RECONOCIENDO EL PODER TRANSFORMADOR QUE EL DESCANSO Y EL TIEMPO LIBRE TIENEN EN NUESTRA SALUD MENTAL Y EMOCIONAL CUANDO SE HACE USO DE MANERA CONSCIENTE Y SIGNIFICATIVA.

Este espacio de tiempo sí es muy importante para el equilibrio de nuestra salud integral, pero a diferencia de los otros cinco, en éste lo ideal es que no hagamos nada. Ésta es la razón por la que no forma parte de «los cinco tiempos». El tiempo libre puede ser más un concepto que un espacio al que dar cabida, sí. Pero en él no debemos hacer nada. La ausencia de actividad alguna es lo que para mí marca la diferencia en ese «atender» del que debemos ocuparnos.

En nuestro tiempo libre más bien debemos despreocuparnos. De todo. Y de nada.

TU TIEMPO. ¿Y AHORA QUÉ?

A menudo confundimos vivir con estar vivo.

Tal vez éste debería haber sido el primer capítulo del libro, pero para llegar hasta aquí necesitábamos deconstruir o desaprender —si acaso lo hemos conseguido— muchas ideas preconcebidas y prejuicios sobre la escasez del tiempo, del que no disponemos pero por el que sí podemos transitar con menos angustia y velocidad.

Porque convendrás conmigo que el tiempo no nos pertenece, nos transciende, como la vida y, sin embargo, eso no nos priva de vivirla plenamente. Con todas sus luces y sus sombras. Y en ese lapso prestado que se nos permite transitar por ella, tenemos algunas opciones, no todas, pero sí unas cuantas.

Si ni la vida ni el tiempo son propiedades, pero disponemos de ellos por un periodo, lo mejor es hacer un «uso» lo más responsable y consciente de ambos, ¿no crees? Para mí saber disponer de ese preciado préstamo es precisamente eso, tomar conciencia de lo fútil de nuestro paso, de que, más allá de cuanto alcancemos a comprender de las explicaciones físicas, nuestro camino es de ahora hacia delante, y en ese recorrido lo más cierto e inmediato es el presente, este preciso momento. **Correr no multiplica el tiempo ni alarga la vida. Llenarla de cosas, objetos, tareas, citas... no dilata la experiencia ni le gana el paso ni el pulso. Al contrario. Vivir contra reloj es vivir contra uno mismo.**

En algo nos estaremos equivocando cuando somos una de las generaciones con mayor esperanza de vida y sin embargo con una sensación de tener menos tiempo para todo. Una vez más, se impone la idea de que la percepción temporal es subjetiva. El estrés es una emoción que se está apoderando de nuestras mentes. Conviene revisar dónde está el desajuste entre estas dos realidades.

Hay un proverbio árabe que reza: «Ustedes tienen los relojes, nosotros tenemos el tiempo». Y no me puede parecer más sabio y oportuno. Más allá de las connotaciones culturales entre Oriente y Occidente, creo que sintetiza a la perfección la idea de discriminar entre la medición y la transición. Entre lo que Henri Bergson llama «tiempo homogéneo» y «tiempo vivido» o «duración». Entre la medida y la experiencia, es decir, lo vivencial, que a fin de cuentas es lo que de verdad importa y trasciende.

Tu tiempo no es el que marca ningún reloj. Ése en realidad es un orden establecido arbitrariamente por acuerdo para la coordinación social. Tampoco tu tiempo debería marcarlo ninguna consigna social.

De hecho, biológicamente estamos dotados de las herramientas y los mecanismos necesarios para coordinarnos con los biorritmos naturales de la vida, sin intervenciones ajenas artificiales. Hemos sido nosotros mismos los que nos hemos impuesto nuestras cadenas.

Está bien, ahora vivimos en un orden y un sistema que debemos cumplir y seguir para poder convivir de manera cívica en sociedad, precisamente porque necesitamos de los otros para crecer y desarrollarnos. Sin embargo, dentro de ese orden, esas normas y ese sistema, aún tenemos un margen de elección. Y poder elegir y decidir también es un compromiso de responsabilidad social y repercute, aunque *a priori* no nos lo parezca, en el bienestar de todos.

Cuidar de uno mismo es fundamental para ti, pero también para tu entorno. Al cuidar de ti estás ayudando también a tu familia, a tus amigos, a tus compañeros, a tu grupo social... El autocuidado es una onda expansiva que revierte en todo nuestro entorno. Garantizar y velar por entornos que protejan y cuiden los espacios y los tiempos de sus ciudadanos es una manera de hacerlo por el conjunto de la sociedad. Es un bien común que se retroalimenta.

ENCONTRAR Y CUIDAR EL EQUILIBRIO DE TUS CINCO TIEMPOS ES EXACTAMENTE ESO: ATENDER, PROTEGER, ASISTIR, CUSTODIAR, PRESERVAR Y CULTIVAR TODAS LAS PARCELAS IMPORTANTES DE TU VIDA. DEFENDERLAS, RECONOCERLAS Y MIMARLAS. DARLE CABIDA MENTAL Y EMOCIONAL A LOS CINCO ESPACIO-TIEMPOS. HACERLO CON PLENA CONCIENCIA Y COMO UN ACTO DE ELECCIÓN LIBRE Y COMPROMETIDO CON TU SALUD Y BIENESTAR.

Evidentemente, la vida no se resuelve simplemente así. Ojalá. La vida está llena de circunstancias y episodios, enfermedades y baches que todos debemos afrontar en una o cientos de ocasiones. Pero cómo nos relacionamos con nuestro tiempo, que después de todo resulta fundamental, porque es la pista central que la atraviesa, sí condiciona mucho nuestra capacidad de reaccionar ante esas adversidades, de poder responder y reponernos, de afrontarlas y levantarnos, de cómo integramos los golpes tras cada caída... Y si aprendemos a hacerlo de un modo más sosegado, sereno, con otra perspectiva, lúcido, consciente, reflexivo y autónomo, tendremos mucho ganado, créeme. No vamos a poder evitar que las cosas sucedan. Es el precio de vivir: pasan cosas, buenas y malas. Pero vivirlas con más calma, con más perspectiva, afrontarlas con más entereza... te da otra posición.

Por supuesto, es un efecto en cadena de beneficios a múltiples niveles. Una vida calmada, reposada y feliz conlleva una serie de beneficios significativos en tu salud física, biológica y neuropsicológica. En primer lugar, el manejo adecuado del estrés y adoptar un estilo de vida tranquilo pueden tener un impacto positivo en la salud física al reducir la presión arterial, disminuir el riesgo de enfermedades cardiovasculares y fortalecer el sistema inmunológico. Al reducir el estrés podemos ayudar a prevenir trastornos relacionados como la ansiedad o la depresión, que pueden tener efectos adversos en la salud física a largo plazo. Además, una vida tranquila y reposada mejora la calidad del sueño, lo que es esencial para un mejor funcionamiento de nuestro cuerpo y cerebro. El sueño reparador resulta crucial para la consolidación de la memoria, el procesamiento emocional y la regulación del estado de ánimo. Dormir lo suficiente también está asociado con una mayor energía, concentración y rendimiento cognitivo durante el día.

En segundo lugar, a nivel biológico, hemos visto que la felicidad y el bienestar emocional están vinculados a la liberación de neurotransmisores y hormonas que promueven sentimientos de placer, satisfacción y el contacto social. Por ejemplo, la dopamina y la serotonina, conocidas como las «hormonas de la felicidad», están involucradas en el sistema de recompensa del cerebro y desempeñan un papel clave en la regulación del estado de ánimo y la motivación. La liberación de estas sustancias químicas puede tener efectos beneficiosos en la salud, como la reducción del dolor, el fortalecimiento del sistema inmunológico y la mejora de la función cognitiva. Todo ello mejora simplemente al haber aumentado nuestros niveles de descanso y calidad de vida.

En tercer lugar, desde una perspectiva neuropsicológica, una vida feliz y tranquila genera cambios positivos en la estructura y la función del cerebro. La investigación ha demostrado que la práctica regular de la atención plena y la meditación, por ejemplo, lleva a modificaciones duraderas en las regiones cerebrales asociadas con la regulación emocional, la atención y la toma de decisiones. Estos cambios mejoran la resiliencia al estrés, aumentan la capacidad de atención y la necesaria para manejar las emociones de manera saludable.

Es evidente que promover el bienestar emocional y adoptar un enfoque tranquilo hacia la vida puede mejorar la calidad de ésta en general y contribuir a una mayor salud e incluso longevidad.

Entonces, como he insistido a lo largo de los capítulos, más allá de las sorpresas que la vida juegue a darte, tienes margen para barajar tus cartas y hacer de tu partida una buena apuesta y combinación.

El hecho de que hayas llegado hasta aquí es una buena señal, quiere decir que sin importar cómo lo llames o si eres consciente o no de hacerlo, de vez en cuando dedicas tiempo a leer, este ratito a solas con un libro es un buen ejercicio y un ejemplo de todo esto que trato de explicarte. Ojalá además lo estés disfrutando, aunque sólo sea un poco. Y, encima, tengo una buena noticia para ti, **¿sabías que hay muchas formas de meditar, y que leer se considera una de ellas?**

La lectura, más que una simple actividad recreativa, es un ejercicio cognitivo que involucra múltiples regiones del cerebro y puede tener impactos significativos en nuestra salud mental y bienestar general. A lo largo de la historia, la lectura ha sido venerada por sus beneficios neuropsicológicos y fisiológicos, y en la era digital contemporánea se equipara cada vez más con prácticas como la meditación debido a su capacidad para inducir estados de calma y atención plena. Al igual que la meditación, la lectura requiere un enfoque concentrado y una atención plena en el momento presente. Al sumergirnos en un libro, podemos desconectar del mundo exterior y entrar en un estado de concentración total, lo que nos permite experimentar un alivio del estrés y una sensación de paz interior.

Desde una perspectiva neuropsicológica, la lectura activa diversas áreas del cerebro, incluyendo la corteza prefrontal, el giro angular, el giro temporal superior y el giro occipital inferior. Estas regiones están involucradas en funciones cognitivas como la comprensión del lenguaje, la imaginación, la empatía y la memoria. Al adentrarse en una historia, el cerebro no sólo decodifica las palabras en significados, sino que también crea imágenes mentales, empatiza con los personajes y procesa la información de manera profunda y reflexiva. De ahí las metáforas de la lectura como viaje.

Uno de los principales beneficios neuropsicológicos de la lectura es su capacidad para ejercitar la mente y mantenerla ágil a medida que envejecemos. Algunos estudios han demostrado que las personas que leen regularmente tienden a tener una mejor función cognitiva y un menor riesgo de desarrollar deterioro cognitivo relacionado con la edad, como el alzhéimer. Además, la lectura puede mejorar la concentración, la atención y la capacidad de centrarse en una tarea durante periodos prolongados de tiempo.

En términos fisiológicos, leer también puede tener efectos positivos en el cuerpo. Cuando nos metemos en un libro, nuestro cuerpo experimenta una disminución en los niveles de cortisol, la hormona del estrés, y un aumento en la liberación de dopamina y serotonina, neurotransmisores asociados con el placer y la felicidad. Este cambio en la química cerebral genera una sensación de relajación y bienestar, similar a los efectos de la meditación.

Además, la lectura regular antes de acostarse se ha asociado con una mejor calidad del sueño, ya que reduce la ansiedad y el estrés. Al leer antes de dormir, muchas personas encuentran que es más fácil conciliar el sueño y experimentan un descanso más reparador durante la noche.

En resumen, la lectura no sólo es una forma de entretenimiento intelectual, sino también una herramienta poderosa para promover la salud mental y el bienestar general. Al ejercitar el cerebro, reducir el estrés y promover la relajación nos invita a embarcarnos en un viaje neurofisiológico hacia una mente más saludable y equilibrada.

Así, con similares beneficios, resulta el ejercicio de la escritura a mano, algo que acostumbro a incorporar como herramienta terapéutica en mis procesos de acompañamiento con pacientes y/o grupos, porque considero que es un instrumento poderosísimo de expresión y reparación del daño, que además aporta múltiples beneficios.

La escritura a mano, una práctica ancestral que se resiste al paso del tiempo en la era digital, no sólo es una forma de comunicación, sino también una herramienta que ofrece una serie de beneficios neurológicos, psicológicos y emocionales. A medida que exploramos los efectos profundos de la escritura a mano en el cerebro y el alma, queda claro por qué esta actividad se ha convertido en una práctica que necesitamos recuperar por su capacidad para promover la autoexpresión, la creatividad y el bienestar integral.

Desde una perspectiva neurológica, la escritura a mano involucra múltiples regiones del cerebro, incluyendo la corteza motora, el giro frontal inferior y el giro parietal inferior. Estas regiones están asociadas con la coordinación motora fina, la planificación del movimiento y la memoria visoespacial. Al escribir a mano, el cerebro no sólo está generando formas y letras, sino también activando áreas involucradas en el procesamiento del lenguaje y la memoria.

Uno de los principales beneficios neurológicos de la escritura a mano es su capacidad para mejorar la retención y la comprensión de la información. Diversos estudios[37] han demostrado que tomar notas a mano durante la lectura o durante una conferencia puede promover una comprensión más profunda y una mejor retención de la información en comparación con la escritura en un teclado. Además, ayuda a fortalecer las conexiones neuronales en el cerebro, lo que tendría beneficios a largo plazo para la salud cognitiva.

En términos psicológicos y emocionales, **la escritura a mano es una forma poderosa de expresión y procesamiento emocional**. Al escribir a mano, las personas pueden conectar de manera más intensa con sus sentimientos y recuerdos, permitiéndoles explorar su mundo interno de un modo más íntimo y personal. Además, escribir manualmente es una especie de catarsis emocional que ayuda a liberar el estrés, la ansiedad y la tensión acumulados.

---

[37] Estudio de la Universidad de Princeton sobre la importancia de la escritura a mano para el aprendizaje: «The Pen is Mightier Than the Keyboard: Advantages of Longhand Over Laptor Note Taking», publicado por Pam Mueller y Daniel Oppenheimer en 2014 en la revista *Psychological Science*.

Estudio de Virginia Berninger sobre la relación entre la escritura a mano y la actividad cerebral, publicados en varias revistas académicas, incluyendo *Trends in Neuroscience and Education* y *Frontiers in Psychology*.

Estudio de Karin James sobre el impacto de la escritura a mano en el desarrollo cognitivo. Karin James ha realizado varios estudios sobre este tema, uno de los más citados fue publicado en 2012 en la revista *Psychological Science*.

Investigación de Audrey van der Meer sobre la diferencia entre escribir a mano y en dispositivos electrónicos, publicada en diversas revistas académicas, incluyendo *Frontiers in Psychology* y *Neuroscience Letters*.

También puede ser una herramienta terapéutica en el tratamiento de diversas condiciones mentales y emocionales. La escritura terapéutica, que a veces implica escribir sobre experiencias traumáticas o emociones difíciles, ha demostrado ser efectiva en la reducción del estrés, la mejora del estado de ánimo y la promoción del bienestar, pero también para poder construir el relato personal y tomar distancia emocional sobre experiencias dolorosas que de otro modo los pacientes no han sabido o podido expresar.

La escritura manual es mucho más que una simple habilidad técnica, es una forma de arte terapéutico que puede tener poderosos efectos en el cerebro y el alma. Al promover la autoexpresión, la creatividad y el procesamiento emocional, nos invita a embarcarnos en un viaje de autodescubrimiento y bienestar integral. Los estudios demuestran que el simple hecho de anotar una experiencia difícil puede reducir la reactividad fisiológica y aumentar la sensación de tranquilidad.

Escribir ayuda a establecer conexiones entre ambos hemisferios (derecho e izquierdo, emocional y racional, respectivamente). Fortalecer estas conexiones hace que el cerebro esté más predispuesto a la resolución de problemas y conflictos, y le resulte más fácil afrontar el estrés. No sólo es una manera de «educar la mirada», sino que la neurociencia ha comprobado que tiene efectos inmunitarios. Está demostrado, por ejemplo, que usar palabras que expresen emociones positivas tiene efectos beneficiosos en la salud. **El lenguaje tiene el poder de determinar el rumbo de nuestro pensamiento, la actitud ante la vida e incluso nuestra salud y longevidad**, según Luis Castellanos.[38]

Las palabras son el vestido con el que se muestra la realidad o, mejor dicho, con el que podemos mostrar nuestra realidad. El significado es la idea que nos viene a la cabeza cuando pensamos o decimos algo, establece la relación entre la realidad y nuestra mente. El significante es la herramienta que usamos de forma verbal o

---

[38] Luis Castellanos (2016).

escrita para remitirnos a una idea o un concepto. Expresar es buscar trascender esa relación; la conexión se produce cuando se comunica ese guiño y se logra conectar esa comunión con otro.

Cuanto más nos acostumbremos a observar nuestras emociones y reflexiones, mejor podremos distanciarnos de ellas, de una manera saludable, ordenarlas y aliviarlas. Esta distancia nos permitirá comprenderlas mejor y conocernos, esto es, aprender a leer nuestras emociones.

Sacar tiempo para escribir algo todos los días nos hace conectar con la realidad, y sobre todo con nosotros mismos, nos ayuda a observar y conocer nuestros sentimientos.

Todos somos intuitivos por naturaleza, escribir a mano es una puerta espiritual de acceso a información personal que a veces, de otro modo, no sabemos abrir. Escribir con cierta regularidad, en este ejercicio de intimidad buscada, nos arraiga a nuestra vida y a la vez nos permite tomar perspectiva.

Ver las cosas con la perspectiva que te devolverá tu libreta también te ayudará a recorrer o salvar esa distancia después.

Dicen que se necesitan aproximadamente tres semanas para adquirir un hábito. Y los hábitos ayudan a tener una mejor imagen de uno mismo (más real) y a reconciliarte con tu mundo interior. Es enfrentarse al mundo como un juego de espejos. Poco a poco, ese ejercicio de re-conocerte te ayudará a descubrirte y conectar con una parte de ti más sabia, más permisiva, más amorosa consigo misma. Conectar con esa parte que habita en ti te ayudará a escucharte, comprenderte y perdonarte.

Mi experiencia con la escritura como herramienta terapéutica ha sido siempre un viaje apasionante con muchísimas pero preciosas curvas. En todos los casos se ha desvelado como un arma muy poderosa para la expresión emocional en situaciones y casuísticas en las que de otro modo habría sido prácticamente imposible haber recorrido el mismo camino en ese tiempo —y con ese valor—, pero sobre todo con esos efectos y beneficios. Después de todo, de eso se trata.

Justamente por ese privilegio y espacio que posibilita el ejercicio íntimo de la escritura a mano creo en sus múltiples beneficios y en su poder transformador. Incluso como acto de rebeldía o reivindicación del espacio propio y la voz en primera persona.

¿Qué voy a decirte yo? Lee todo cuanto puedas. Si puedes, lee todos los días. Y escribe, escribe a mano, al menos un poco cada día. Tus pensamientos en un cuaderno; una idea en una servilleta, un deseo, un agradecimiento en una libreta... Pero no dejes de hacerlo. Verás que poco a poco ese pequeño gesto se vuelve una breve rutina que te sienta bien, te aligera, te alivia.

Hazme caso, ¡pruébalo!

A propósito de este discurso sobre tu tiempo... me gustaría reflexionar contigo sobre un tema en parte relacionado con todo esto. Y es el hecho de que, tal vez, el gran reto emocional de nuestra sociedad sea el manejo de las expectativas.

Inmersos en la cultura de la inmediatez, el like, la aprobación externa, la velocidad de conexión y los datos, vivimos en una continua proyección hacia delante que se derrite en un pretérito perfecto continuo. Esperar más y más. Esperar todo. Todo el rato. Conjugar la vida en deseos hasta volvernos insaciables. Esperar de anhelo, no de paciencia. Esperar de apetencia, aspiración, ambición, ansia y empeño.

No están de moda la calma, el temple, la observación, la reflexión, la serenidad. Perdemos la perspectiva de la oportunidad, del momento, el pellizco, el guiño, la brizna, el apenas, lo sutil, la caricia, la pizca, la insinuación, la congruencia, la casualidad, la exactitud, el instante... De lo poquito, lo flojo, lo suave, el runrún, el murmullo, el roce, el susurro, el aire...

Entramos en una vorágine de correr, acumular, coleccionar, competir, comprar, envidiar, desear, consumir, esperar, exigir, reclamar, reprobar, requerir, pedir, reivindicar. Más, más y más.

Y mientras postergamos VIVIR.

Y mientras olvidamos que TODA LA VIDA ES HOY.

CASOS PRÁCTICOS

Me gustaría compartir algunos casos en los que podemos ver cómo, independientemente de las causas latentes que han originado como respuesta estrategias de afrontamiento —más o menos adaptativas—, el factor tiempo, y en especial la manera de relacionarse con él, de manejarlo, distribuirlo o disponerlo, ha desencadenado síntomas que generan malestar en los pacientes y de qué modo desde el entorno terapéutico podemos acompañar una nueva forma de aprender a disponer de su tiempo y espacios para aliviar o paliar esos síntomas, revertirlos o eliminarlos —cuando sea posible— para recuperar el mayor bienestar posible.

CASO 1

María es una mujer de cuarenta años que trabaja como ejecutiva en una empresa de marketing. Además de su carrera profesional exigente, María también es madre de dos hijos pequeños y se encarga de la mayoría de las tareas domésticas en su hogar. En los últimos meses, María ha estado sintiendo una angustiante sensación de falta de tiempo, lo que ha empezado a afectar su bienestar y estabilidad emocional.

María se siente constantemente agobiada por la cantidad de responsabilidades que tiene que manejar tanto en el trabajo como en casa. Siente como si no tuviera suficientes horas en el día para completar todas las tareas que tiene pendientes.

Debido al estrés y la falta de tiempo personal, María se ha vuelto más irritable y todos le recriminan que tiene cambios de humor. Se siente frustrada y agotada la mayor parte del tiempo, lo que la lleva a reaccionar de manera exagerada ante situaciones cotidianas.

A pesar de sus esfuerzos por encontrar tiempo para sí misma, tiene dificultades para desconectar del trabajo y las responsabilidades domésticas. Incluso cuando encuentra momentos de descanso, su mente sigue preocupada por las tareas pendientes.

Hace unas semanas, tal vez meses, manifiesta, ha comenzado a sentir síntomas como dolores de cabeza, tensión muscular y problemas gastrointestinales. Estos síntomas pueden empeorar cuando María se siente especialmente estresada o desbordada.

Se cree culpable por no poder cumplir con todas sus responsabilidades de manera eficiente y por no dedicarse tiempo a sí misma. Esta autoexigencia aumenta su nivel de ansiedad y contribuye a un ciclo de estrés y agotamiento.

En terapia, se trabajaría con María para identificar formas mediante las que disponer el tiempo de manera más proporcional y con las que establecer límites claros entre el trabajo y la vida personal. Se explorarían también las creencias y expectativas poco realistas que María tiene sobre sí misma y su capacidad para poder hacerlo todo. Se trabajarían técnicas de afrontamiento para reducir la ansiedad y el estrés. El objetivo sería ayudar a María a encontrar un equilibrio saludable entre sus responsabilidades profesionales, familiares y personales, y aprender a priorizar su propio bienestar y respetar su espacio individual.

CASO 2

Luis, un hombre de treinta y cinco años, acude a consulta psicológica con síntomas de ansiedad, tristeza, apatía y problemas sexuales. Al inicio de la sesión, Luis se muestra confundido y no puede identificar claramente la razón que subyace tras su malestar emocional. Sin embargo, a medida que profundiza en su historia y su situación actual, comienza a revelar detalles importantes sobre su vida.

Luis relata que lleva dieciocho meses desempleado, después de perder su trabajo debido a recortes de personal en su empresa.

Durante este tiempo, ha asumido la responsabilidad principal de cuidar de su pareja, quien tiene una discapacidad que la limita para trabajar. Además, la pareja también enfrenta problemas de salud mental, lo que agrega una carga adicional a su situación familiar.

A pesar de la falta de ingresos y los desafíos financieros, Luis se siente obligado a dedicar la mayor parte de su tiempo y energía al cuidado de su pareja y a la gestión de las necesidades familiares. Esta carga emocional y la presión de mantener a flote el hogar han dejado a Luis agotado física y emocionalmente. Además, la falta de tiempo para sí mismo y la ausencia de actividades de ocio o vida social han contribuido a su sensación de aislamiento y soledad.

Luis reconoce que la falta de espacio en su vida, combinada con el estrés financiero y las responsabilidades familiares están afectando su salud mental y emocional. Se siente atrapado en un ciclo de ansiedad, tristeza y desesperanza, y no sabe cómo salir de él.

En terapia, se trabajarían con Luis diferentes estrategias para abordar su situación. Esto incluiría la identificación de pensamientos negativos, el desarrollo de habilidades de afrontamiento para manejar su ansiedad y la depresión, y la exploración de opciones para encontrar un equilibrio más saludable en su vida. Se buscarían también soluciones prácticas para abordar sus problemas económicos, laborales y familiares, así como, paralelamente, el fomento de actividades de autocuidado y la reconstrucción de una red de apoyo social. El objetivo sería ayudar a Luis a encontrar formas para poder manejar el estrés y recuperar un sentido de bienestar y control sobre su vida.

CASO 3

Un ejemplo de cómo la falta de estructuras estables puede impactar en la salud mental se puede observar en la vida de Marta, una joven que ha crecido en un entorno caracterizado por relaciones efímeras y la ausencia de vínculos duraderos.

Desde temprana edad, Marta ha experimentado una serie de cambios constantes en su entorno. Su familia se mudaba con frecuencia debido al trabajo de sus padres, lo que le impedía establecer amistades sólidas o desarrollar un sentido de arraigo en algún lugar en particular. Además, sus relaciones sentimentales eran efímeras y superficiales, ya que tanto ella como sus parejas estaban constantemente buscando nuevas experiencias y emociones.

A medida que Marta crece, comienza a experimentar síntomas de ansiedad y depresión. Se siente desconectada de los demás y experimenta una sensación de vacío y soledad que no puede llenar. A pesar de tener muchos conocidos y contactos en las redes sociales, Marta carece de relaciones significativas y duraderas que le brinden apoyo emocional y estabilidad.

La falta de estructuras estables en la vida de Marta contribuye a su malestar emocional y sufrimiento psicológico. Se siente perdida y desorientada en un mundo que parece cambiar constantemente a su alrededor. La ausencia de relaciones sólidas y vínculos significativos le impide desarrollar un sentido de identidad y pertenencia, lo que afecta de forma negativa su autoestima y bienestar general, aunque no sabe identificar qué le pasa ni por qué se siente así.

Este ejemplo ilustra cómo la falta de estructuras estables puede tener un impacto negativo en la salud mental de las personas, especialmente en una sociedad caracterizada por relaciones líquidas sin arraigo ni compromiso. La necesidad humana de conexión, pertenencia y estabilidad emocional no se satisface en un entorno donde todo es transitorio y fugaz, y esto da lugar a problemas de salud mental como la ansiedad, la depresión y la alienación emocional.

CASO 4

Juan es un estudiante universitario de veintiún años que está cursando su último año de carrera. Además de asistir a clases y completar sus asignaturas, Juan trabaja a tiempo parcial para poder costearse sus gastos y ayudar a la economía familiar. Últimamente, Juan siente una sensación de estrés, lo que está afectando su bienestar emocional y su rendimiento académico.

Se siente atrapado en una rutina agotadora de clases, trabajo y estudio, sin tiempo que dedicarse a sí mismo o relajarse. Cada momento de su día está programado y le parece como si estuviera corriendo permanentemente para cumplir con todas sus responsabilidades.

La sensación de falta de tiempo personal lo ha llevado a preocuparse por su futuro y a cuestionarse su capacidad para lograr sus metas académicas y profesionales. Se siente presionado por el tiempo y teme no poder cumplir con las expectativas de los demás y las suyas propias.

Juan experimenta una sensación constante de fatiga y agotamiento emocional debido al estrés y la falta de descanso adecuado. Se siente mentalmente agotado y tiene dificultades para concentrarse en sus estudios y tareas académicas.

A pesar de sus esfuerzos por encontrar tiempo para relajarse y divertirse con otras actividades de ocio, es incapaz de desconectar y disfrutar. Se siente culpable por dedicar tiempo a otras actividades que no están relacionadas con sus responsabilidades académicas o laborales.

Todo esto ha comenzado a manifestarse en síntomas físicos de ansiedad, como dolores de cabeza, problemas digestivos y dificultades para respirar. Estos síntomas pueden empeorar cuando Juan se siente especialmente estresado.

En terapia, se trabajaría con Juan para identificar un equilibrio saludable entre sus responsabilidades académicas, laborales y personales, y aprender a priorizar su bienestar, lo que a la vez revertiría en un mejor rendimiento académico y reforzaría sus propios logros, expectativas u objetivos.

CASOS ASOCIADOS AL DIAGNÓSTICO

Con los siguientes ejemplos vas a poder entender, partiendo del diagnóstico, cuál es la historia que hay detrás de cada uno de ellos.

Ansiedad por separación en niños

Pablo, un niño de siete años, muestra síntomas de ansiedad por separación cuando su madre lo deja en la escuela. Durante estos momentos, Pablo experimenta una distorsión en la percepción del tiempo. Los minutos parecen alargarse y cada segundo sin la presencia de su madre se percibe como una eternidad. Esto se manifiesta en su comportamiento, ya que se vuelve irritable, nervioso y agitado mientras espera el regreso de su madre. Esta distorsión en la percepción del tiempo puede aumentar su ansiedad y dificultar su adaptación a la separación.

Trastorno de estrés postraumático en veteranos de guerra

Manuel, un militar, presenta síntomas de trastorno de estrés postraumático (TEPT) después de regresar de una guerra. Durante los episodios de *flashback*, Manuel experimenta una intensa distorsión en su percepción del tiempo. Los recuerdos traumáticos parecen tan vívidos y reales que pierde la noción del tiempo presente. Para él los eventos del pasado parecen estar ocurriendo en el momento actual, lo que resulta extremadamente perturbador.

Depresión en personas mayores

Rosa, una mujer de setenta y tres años, experimenta síntomas de depresión después de la pérdida de su esposo. Durante este periodo de duelo, Rosa sufre una distorsión en la percepción del tiempo. Los días parecen pasar lentamente y cada momento sin la presencia de su esposo se le antoja interminable. Esta sensación de tiempo detenido puede aumentar su soledad y tristeza, haciendo que la espera del regreso de su ser querido sea aún más angustiante.

Trastorno por déficit de atención e hiperactividad (TDAH) en adolescentes

Marcos, un adolescente de quince años, es diagnosticado con TDAH. Tiene dificultades para mantenerse enfocado en las tareas y organizar su tiempo de manera efectiva. Durante las actividades que le interesan, Marcos experimenta una aceleración en la percepción del tiempo. Los minutos parecen pasar rápidamente y pierde la noción del tiempo mientras se sumerge en sus pasatiempos favoritos. Sin embargo, durante las tareas que considera aburridas o tediosas, el tiempo se ralentiza y vive cada minuto como una eternidad.

Trastorno bipolar en adultos jóvenes

Laura, una chica de veinticinco años, presenta síntomas de trastorno bipolar. Durante los episodios de manía, Laura experimenta una aceleración en su percepción del tiempo. Los minutos parecen pasar rápidamente y tiene dificultades para seguir el ritmo de sus pensamientos acelerados y sus acciones impulsivas. Esta distorsión en la percepción del tiempo puede contribuir a comportamientos de riesgo y a decisiones impulsivas sin considerar las consecuencias a largo plazo.

MOTIVOS MANIFIESTOS VERSUS LATENTES

En muchas ocasiones, los pacientes pueden expresar un motivo de consulta manifiesto que se refiere a los síntomas que están experimentando (por ejemplo: ansiedad, tristeza, estrés, desmotivación, fatiga), pero no son conscientes del motivo subyacente o latente tras estos síntomas. Es importante explorar más a fondo durante la terapia para identificar las preocupaciones más profundas del paciente y abordarlas de manera efectiva.

A continuación te presento algunos ejemplos:

Ansiedad por carga laboral

- Motivo manifiesto: «Me siento constantemente estresado y ansioso debido a mi trabajo. Tengo demasiadas tareas que completar y no tengo suficiente tiempo para hacerlas todas».
- Motivo latente: siente que su trabajo lo consume por completo y no le deja espacio para sí mismo ni para disfrutar de otras áreas de su vida. Le preocupa y asusta que esa situación esté afectando su salud mental y pueda influir en su vida emocional y personal.

Falta de tiempo personal

- Motivo manifiesto: «Me siento agobiado por la cantidad de clases, trabajos y responsabilidades que tengo en la universidad.

No tengo tiempo suficiente para hacer todo lo que necesito y estoy constantemente agotado».

- **Motivo latente:** siente que su vida gira completamente en torno a sus responsabilidades académicas y no está a la altura. Se siente decepcionado consigo mismo y tiene miedo de no ser capaz de cumplir los objetivos o sueños que tenía.

Ansiedad por separación en niños

- **Motivo manifiesto:** «Mi hijo se pone muy nervioso y ansioso cuando lo dejo en la escuela. Se aferra a mí y llora cuando me voy».
- **Motivo latente:** le preocupa que su hijo esté experimentando un nivel de ansiedad anormal. Se pregunta si hay algo más profundo que esté contribuyendo a su malestar emocional y cómo puede ayudarlo a sentirse más seguro y confiado cuando no esté presente.

Trastorno de estrés postraumático en veteranos de guerra

- **Motivo manifiesto:** «Desde que regresó del Irak mi esposo ha estado teniendo terribles pesadillas y *flashbacks* de su tiempo en combate. Se siente constantemente nervioso y asustado».
- **Motivo latente:** le preocupa que su esposo tenga secuelas de manera significativa y profunda debido a su experiencia en la guerra. Quiere que reciba ayuda para procesar sus experiencias traumáticas y encontrar formas de lidiar con sus síntomas de estrés postraumático que afectan la convivencia y la relación de pareja y familiar.

Depresión en personas mayores

- **Motivo manifiesto:** «Desde que falleció mi padre, mi madre parece estar deprimida. Se pasa los días llorando y no tiene interés en hacer nada».
- **Motivo latente:** le asusta que su madre esté experimentando un duelo más complicado de lo normal y que su salud emocional

esté sufriendo como resultado, y perderla también a ella. Quiere que reciba apoyo para enfrentar su pérdida y aprender a adaptarse a su nueva situación de vida. No se siente capaz de ayudarla a salir él solo.

Trastorno por déficit de atención e hiperactividad (TDAH) en adolescentes

- Motivo manifiesto: «Mi hijo tiene dificultades para concentrarse en la escuela y parece estar constantemente distraído. Sus calificaciones están sufriendo por consecuencia».
- Motivo latente: le preocupa que su hijo esté luchando con el TDAH y que esto esté afectando negativamente su rendimiento académico y su autoestima. Quiere que reciba ayuda para manejar sus síntomas y aprender estrategias para tener éxito en la escuela y en la vida.

Trastorno bipolar en adultos jóvenes

- Motivo manifiesto: «Mi hermana ha estado teniendo cambios extremos en su estado de ánimo últimamente. A veces está eufórica y llena de energía, pero otras veces está deprimida y apenas puede levantarse de la cama».
- Motivo latente: quiere que reciba apoyo para manejar sus síntomas y aprender a estabilizar su estado de ánimo. La familia necesita un diagnóstico para comprender qué le sucede y poder ayudarla mejor.

En cada caso, el motivo manifiesto inicial puede ser sólo la punta del iceberg, la petición del paciente acostumbra a coincidir con la identificación sintomática más que con las causas reales o sustanciales que originan el malestar. Es importante explorar más a fondo durante la terapia para comprender las preocupaciones subyacentes del paciente y abordarlas de manera efectiva. Algunas veces la demanda inicial de consulta no la hace directamente el paciente, a veces es un familiar, o en una primera sesión lo acompaña un familiar u otra persona con algún vínculo relacional significativo. Es importante en esos casos atender a esa demanda y/o narración porque suele darnos mucha información y orientación también de qué está ocurriendo, para iniciar y continuar nuestra exploración y acompañamiento posterior.

CONCLUSIONES

Tengo la sensación de que este libro siempre será inacabado —¡y menos mal!—. Eso quiere decir que hay mucho que seguir aportando y apostando en éste y tantos temas. Te confieso que soy una ferviente devota de las teorías que se revisan, de la contradicción, de cambiar de opinión, de modificar la conducta, el hábito, los usos y las costumbres, la rutina. De los giros de guion, de no tener todas las respuestas, de la duda, de las grietas, de no hallar conclusiones... Porque creo que eso es sinónimo de estar vivo, hay impulso en todo ello, la vibración y el latido por seguir encendido, en constante combustión.

Así que tal vez este libro en realidad tenga más vocación de prender la mecha de tu curiosidad que de apagar ningún fuego o concluir alguna certeza. Si hay algo cierto en todas estas páginas es la pasión y la inquietud por comprender aquello que nos une y nos separa a la vez: el misterioso e intangible tiempo. Además de la intención de ofrecer reflexiones para que podamos repensarlo desde otro lugar que nos haga la vida un poco menos difícil, o al menos más calmada, más reposada y tal vez entonces más feliz.

Así que creo que el mejor modo de cerrarlo es una breve recopilación de las ideas principales que hemos ido viendo a lo largo de sus capítulos.

- ✓ El tiempo es una magnitud abstracta y compleja que puede ser conceptualizada desde diversos contextos y disciplinas.
- ✓ Como dimensión física fundamental, nos permite organizar y medir el transcurso de los eventos y procesos. Desde la física se

considera una dimensión continua en la que los eventos ocurren secuencial y progresivamente.

✓ Desde la filosofía y la psicología el tiempo se percibe como una experiencia subjetiva y relativa, influida por la percepción individual y las experiencias personales.

✓ La manera de medirlo y comprenderlo ha variado a lo largo de la historia, así como, en consecuencia, nuestra forma de relacionarnos con él e integrarlo en nuestra realidad.

✓ Hay diferencias sustanciales en cómo las distintas culturas y sociedades lo interpretan y el valor que le conceden a su uso y disposición.

✓ La percepción y la experiencia del tiempo varían a lo largo de la vida debido a una combinación de factores biológicos, psicológicos, sociales y culturales.

✓ El modo en que percibimos, manejamos y nos relacionamos con el tiempo puede tener un impacto profundo en nuestras emociones. Cultivar una relación saludable con el tiempo contribuye significativamente al bienestar emocional.

✓ En la sociedad actual, el tiempo, la salud y la felicidad están interconectados y a menudo se ven influenciados por el contexto sociocultural.

✓ El equilibrio entre el tiempo, la salud y la felicidad requiere una reevaluación de nuestros valores, una redefinición de nuestras prioridades y una adaptación consciente de nuestras rutinas y de nuestros espacio-tiempos.

✓ El equilibrio en la vida abarca múltiples aspectos más allá del trabajo y la familia.

Las áreas clave que contribuyen a un equilibrio saludable y satisfactorio en la vida de una persona son:

✓ **Trabajo y carrera profesional.** Mantener un equilibrio entre las demandas laborales y el tiempo para otras áreas de la vida.

✓ **Participación social y comunitaria.** Contribuir a la comunidad y pertenecer, participar en actividades grupales y formar parte del compromiso social.

✓ **Familia y relaciones personales.** Cultivar relaciones familiares saludables, mantener conexiones significativas y construir relaciones positivas y sólidas.

✓ **Salud física.** Cuidar del bienestar del cuerpo a través de una dieta equilibrada, ejercicio regular, descanso adecuado y atención médica preventiva.

✓ **Salud mental y emocional.** Priorizar el bienestar mental, evitar o manejar el estrés y cultivar la resiliencia emocional mediante el cuidado de uno mismo, la relajación y el apoyo profesional si es necesario.

✓ **Desarrollo personal.** Dedicar tiempo al crecimiento personal, ya sea a través de la educación continua, la exploración de intereses, la formación, el desarrollo de habilidades o la búsqueda de pasiones individuales.

✓ **Tiempo de ocio y recreativo.** Disfrutar de actividades placenteras, *hobbies*, viajes o simplemente momentos de relajación y diversión.

Considerar estas áreas y buscar un equilibrio entre ellas es fundamental para un bienestar integral y una vida satisfactoria. El énfasis en cada área puede variar según las necesidades individuales, pero atenderlas en conjunto contribuye a una vida más plena y saludable.

¿Cómo encontrar el equilibrio y poder dedicarles su espacio? A través de la detección, identificación y atención de los cinco tiempos; éstos son los espacio-tiempos de nuestro día a día que contienen y/u ordenan el resto de las actividades y áreas de nuestra vida:

✓ **Tiempo profesional.** El espacio que dedicamos al desempeño de todo lo relacionado con nuestra faceta profesional, además de la jornada laboral, independientemente de si hay o no contraprestación económica.

- ✓ **Tiempo social.** El espacio en el que cultivamos nuestras relaciones y actividades sociales, y donde creamos y consolidamos nuestros vínculos de pertenencia grupal.
- ✓ **Tiempo familiar.** Espacio donde se dan los roles, interacciones y eventos dentro del núcleo familiar más íntimo, distinto de las obligaciones domésticas. Se trata de la estructura temporal del contexto familiar más estrecho en que se distribuyen y se construyen las relaciones y las dinámicas afectivas.
- ✓ **Tiempo personal.** El espacio compartido con personas con quienes tenemos una conexión profunda y estrecha, que fomenta poder escapar de responsabilidades, del estrés o de la rutina; un tiempo de calidad con actividades placenteras que fomentan el disfrute y la diversión.
- ✓ **Tiempo íntimo.** Se refiere al espacio en que una persona se dedica y se enfoca exclusivamente en sí misma, para satisfacer sus necesidades individuales, intereses, cuidado y disfrute personal.

La relación entre estas esferas debe ser equilibrada, es decir, deben atenderse todas ellas, aunque nunca en una distribución equitativa de horas, sino a través de una atención cualitativa y emocional.

A priori nos cuesta mucho diferenciar entre el tiempo de ocio y el tiempo libre, pero no tienen nada que ver:

- El tiempo de ocio es un concepto o condición transversal aplicable de manera paralela a cualquiera de los tiempos —espacio-tiempos—, exceptuando, por lo general, el profesional.
- El tiempo libre no es un espacio que debamos atender, no requiere o comporta ninguna actividad. Su condición lleva implícita la posibilidad de la inacción o inactividad, la despreocupación y desatención total. Y por esta razón no se contempla como uno de los cinco tiempos.

El proceso personal para encontrar un equilibrio en cómo disponemos y hacemos uso de nuestro tiempo es individual y reflexivo.

Comporta tomar conciencia y decisiones, también realizar ajustes, establecer prioridades sobre qué consideramos imprescindible en nuestra vida de acuerdo con nuestros valores, qué nos aporta, cuánto y cómo. En definitiva, saber qué nos resta o qué nos está dañando con una mirada crítica y ser flexibles, porque las circunstancias o demandas pueden cambiar y con ellas nuestras necesidades o intereses, y no pasa nada. Eso también es crecer y evolucionar, el poder desprenderse de lo innecesario.

Pero en todo ese recorrido es primordial saber que habrá muchos factores que también influyan —sociales, estructurales, externos—, que no dependen de nosotros ni podremos controlar, y que incluso en aquellos sobre los que sí podemos tener más o menos decisión o acuerdo, podemos errar, equivocarnos o fallar en el intento, y no pasa nada. Está bien porque lo intentamos y lo podemos volver a probar.

Permítete la imperfección tantas veces como sea necesario y exímete de la corrección. Ese indulto forma parte del proceso y del aprendizaje casi más que el propio resultado, créeme. Ese alivio te devolverá tanto tiempo no permitido que habrás ganado aun creyendo no haberlo logrado. Y así es como empezarás a recuperar tiempo y espacio propio... Poco a poco ganarás confianza, seguridad, paz, e irá llegando ese bienestar y anhelado equilibrio.

CURIOSIDADES SOBRE EL TIEMPO

Podría medir mi vida en los segundos en los que he sido feliz.

¿Sabes cuánto dura una sinapsis química en nuestro cerebro?

✓ *En un milisegundo se liberan miles de moléculas capaces de producir varias reacciones en nuestro organismo en apenas milésimas.*

✓ *En un segundo las partículas de la luz pueden recorrer trescientos mil kilómetros. En ese instante darían siete veces la vuelta al globo terráqueo.*

✓ *En un segundo ciento sesenta y seis fragmentos se desprenden de nuestra piel. Muchos de ellos demasiado pequeños para que lo notemos.*

✓ *En música, se mantiene un «cuarto de nota». Cuatro bebés nacen en el mundo y tienen dos pulsaciones por segundo.*

✓ *La estación espacial viaja cuatrocientos sesenta y cinco kilómetros en su órbita atmosférica.*

✓ *Bastan veinticuatro fotogramas por segundo para que la percepción retiniana recree el movimiento.*

✓ *En un segundo un individuo culto lee cinco palabras y un medallista olímpico puede recorrer casi diez metros.*

✓ En un segundo el impulso nervioso entre el cerebro y un órgano cualquiera puede viajar y volver unas cien veces y en nuestra sangre medio millón de glóbulos rojos se desintegran mientras se producen otros tantos.

✓ En ese breve intervalo las alas de un colibrí se baten sesenta veces. Y caen al menos siete rayos en puntos dispersos de la Tierra.

✓ Sólo bastó la sesentava parte de un minuto para que se crearan las partículas: electrones, protones y neutrones, y algunos pocos segundos más para que surgieran los primeros átomos.

✓ Un cohete espacial para poder superar la gravedad terrestre y salir de la atmósfera debe recorrer al menos once kilómetros por segundo.

✓ En ese lapso, las cuatro patas de un perro que corre pueden quedar simultáneamente en el aire.

✓ Si la historia del universo conocido, de cerca de quince mil millones de años, se comprimiera en un solo año, adivina cuánto duraría la historia humana en esos trescientos sesenta y cinco días... Sí, un segundo.

Y ahora dime que eso que sentiste no fue un «para siempre».

¿Para toda la vida?
Un segundo basta.

SI LA VIDA ES TAN CORTA,
¿POR QUÉ HACES
TANTAS COSAS QUE
NO TE GUSTAN?
¿POR QUÉ TE GUSTAN
TANTAS COSAS
QUE NO HACES?

BIBLIOGRAFÍA. TIEMPO PARA LEER

Como te dije en la introducción, me gustaría haber sido capaz de despertar el suficiente interés en ti como para querer seguir indagando o investigando en el tema. Por favor, si así es, haz uso de todas las notas a pie de página que me he tomado la libertad de añadir con ese fin. Y ahora quisiera compartir contigo algunas recomendaciones de lecturas que creo que pueden complementar, además de aquellas, muchas de las cuestiones que aquí apenas hemos podido perfilar o enunciar. Me parecen, en todos los casos, por innumerables razones, libros y autores que sin duda van a aportarte muchísimo y a abrirte ventanas a la reflexión. Y desde luego, bien merecerán dedicarles… parte de tu tiempo.

Ahmed, Sara, *La promesa de la felicidad. Una crítica cultural al imperativo de la alegría*, Buenos Aires, Caja Negra, 2019.

Amat, Victor, *Psicología punk*, Barcelona, Vergara, 2022.

Arza, Iñaki, *La normalidad patológica*, Vizcaya, Rubric, 2021.

Bauman, Zygmunt, *La sociedad individualizada*, Madrid, Cátedra, 2001.

—, *Identidades inciertas*, Barcelona, Herder, 2007.

—, *Tiempos líquidos. Vivir en una época de incertidumbre*, Barcelona, Tusquets, 2007.

Bude, Heinz, *La sociedad del miedo*, Barcelona, Herder, 2014.

Bueno, Gustavo, *El mito de la cultura*, Barcelona, Pentalfa, 2016.

Byung-Chul, Han, *La sociedad del cansancio*, Barcelona, Herder, 2017.

—, *La expulsión de lo distinto*, Barcelona, Herder, 2019.

—, *No-cosas*, Barcelona, Taurus, 2020.

—, *La sociedad paliativa*, Barcelona, Herder, 2021.

Cabanas, Edgar, Mariano Pérez Álvarez y José Carlos Sánchez, *La vida real en tiempos de la felicidad. Crítica de la psicología y la ideología positiva*, Madrid, Alianza, 2018.

—, **y Eva Illouz**, *Happycracia. Cómo la ciencia y la industria de la felicidad controlan nuestras vidas*, Barcelona, Planeta, 2019.

Castellanos, Luis, *La ciencia del lenguaje positivo*, Barcelona, Paidós, 2016.

Dardot, Pierre y Christian Laval, *Ser neoliberal*, Barcelona, Gedisa, 2018.

Del Charco, Buenaventura, *Te estás jodiendo la vida. Olvídate de tu mejor versión y sé tú mismo*, Madrid, MR, 2023.

Gergen, Kenneth J., *El yo saturado. Dilemas de la identidad en el mundo contemporáneo*, Barcelona, Paidós, 2006.

González, Carlos J., *Una filosofía de la resistencia. Pensar y actuar: contra la manipulación emocional*, Barcelona, Planeta, 2024.

Ehrenreich, Barbara, *Sonríe o muere. La trampa del pensamiento positivo*, Madrid, Turner, 2019.

Escalante, G. Fernando, *Historia mínima del neoliberalismo*, Madrid, Turner, 2016.

Freud, Sigmund, *El malestar en la cultura*, Madrid, Alianza, 1966.

Hawking, Stephen y Leonard Mlodinow, *Brevísima historia del tiempo*, Barcelona, Planeta, 2005.

Illouz, Eva, *La salvación del alma moderna. Terapia, emociones y la cultura de la autoayuda*, Madrid, Katz, 2010.

—, **et al.**, *Capitalismo, consumo y autenticidad. Las emociones como mercancía*, Buenos Aires, Katz, 2019.

—, *Intimidades congeladas*, Buenos Aires, Katz, 2019.

—, *El capital sexual en la modernidad tardía*, Barcelona, Herder, 2020.

Izquierdo, Brichs F., *Poder y felicidad. Una propuesta de sociología del poder*, Barcelona, Catarata, 2007.

Jullien, François, *La identidad cultural no existe*, Barcelona, Taurus, 2017.

Marina, J. Antonio, *El deseo interminable. Las claves emocionales de la historia*, Barcelona, Ariel, 2022.

Morozov, Evgeny, *Capitalismo Big Tech*, Madrid, Enclave de Libros, 2028.

Ruiz, J. Carlos, *El arte de pensar. Cómo los grandes filósofos pueden estimular nuestro pensamiento crítico*, Córdoba, Almuzara, 2018.

Sandel, Michael J., *La tiranía del mérito. ¿Qué ha sido del bien común?*, Barcelona, Debate, 2020.

Trías de Bes, Fernando, *El vendedor de tiempo*, Barcelona, Urano, 2005.

Vela, Corsino, *Capitalismo patológico*, Donostia, Kaxilda, 2021.

Vélez, Francisco, *Interpretación del ser humano desde la perspectiva neoliberal: El nuevo sujeto social* [autopublicado], 2021.

Wajcman, Gérard, *El ojo absoluto*, Buenos Aires, Manantial, 2010.

Wiking, Meik, *Hygge. La felicidad en las pequeñas cosas*, Barcelona, Libros Cúpula, 2017.

PARA ACABAR...
TIEMPO DE GRATITUD

«Gracias a la vida que me ha dado tanto...» —como decía la canción de Mercedes Sosa—, pero que también me ha quitado. Porque sólo así se aprende a apreciar realmente el valor de los huecos, los llenos y los espacios, pero sobre todo del tiempo, que es nuestro mayor y único legado.

Gracias a todas las personas que han compartido un pedazo del suyo, en un momento u otro de su vida, sin importar cuánto durara, porque a veces poco es mucho, y siempre lo he apreciado y atesorado. A todas y todos los que habéis leído este libro o cualquier otro, gracias por ese preciado tiempo.

Gracias a Víctor por acompañarme con nuestras breves charlas informales durante tanto tiempo, y ahora con su lectura y palabras. No podría estar mejor escoltada.

Gracias muy especialmente a Ana, por su complicidad, su sensibilidad, su profesionalidad, su afecto, su experiencia y humildad. Gracias a David, por dar forma visual a mis ideas. Y a mi familia y mis amigos, siempre. A veces más cerca, a veces más lejos, pero siempre presentes de uno u otro modo, e inspirándome a seguir haciéndome preguntas y a aceptar no tener todas las respuestas.

Gracias a todos los autores, filósofos, científicos, poetas, pensadores... que inyectaron en mí la savia incurable de la curiosidad y despertaron también mi espíritu crítico.